美颜由内到外

老中医奇效小偏方

王广尧◎主编

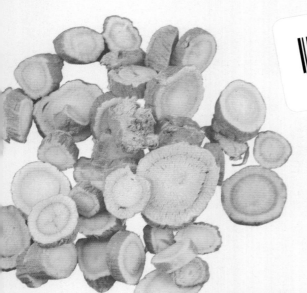

吉林科学技术出版社

图书在版编目（CIP）数据

老中医奇效小偏方，美颜由内到外 / 王广尧主编
. — 长春：吉林科学技术出版社，2019.10
ISBN 978-7-5578-4738-8

Ⅰ．①老… Ⅱ．①王… Ⅲ．①美容－土方－汇编
Ⅳ．①R289.5

中国版本图书馆CIP数据核字(2018)第153146号

老中医奇效小偏方
美颜由内到外
MEIYAN YOU NEI DAO WAI

主　　编　王广尧
出 版 人　李　梁
责任编辑　孟　盟　李永百
图片摄影　袁增辉
封面设计　长春创意广告图文制作有限责任公司
制　　版　长春创意广告图文制作有限责任公司
幅面尺寸　167 mm×235 mm
字　　数　160千字
印　　张　9.5
版　　次　2019年10月第1版
印　　次　2019年10月第1次印刷
出　　版　吉林科学技术出版社
发　　行　吉林科学技术出版社
地　　址　长春市净月区福祉大路5788号龙腾大厦A座
邮　　编　130118
发行部电话/传真　0431-81629529　81629530　81629531
　　　　　　　　　　81629532　81629533　81629534
储运部电话　0431-86059116
编辑部电话　0431-81629518
网　　址　www.jlstp.net
印　　刷　长春新华印刷集团有限公司
书　　号　ISBN 978-7-5578-4738-8
定　　价　39.90元

中医认为，当一个人身体健康，脏腑功能正常，就能容颜红润，肌肤弹性有光泽，从而给人以外形上的美感；当一个人心理健康，精神愉悦，就会给人以气质上的美感。

中医美容就是从身体内部到外部的调理养护，让身体达到一个健康的状态，从内到外健康、美丽。

人的容颜与脏腑气血的盛衰有关，气血是滋养肌肤、令容颜保持姣好的基础，若气血充足，则容颜健美。好容颜是由内而外的，要想拥有好容颜就要从身体的内部开始调理。本书从药物、膳食、推拿按摩、刮痧等方面提供有针对性的养颜美容方法，让好容颜能长久保持。

目 录

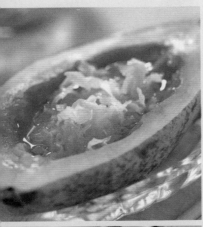

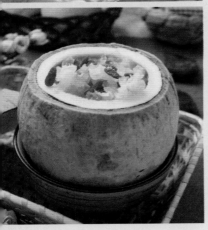

中医认为，当一个人身体健康，脏腑功能正常，就能容颜红润，肌肤弹性有光泽，从而给人以外形上的美感；当一个人心理健康，精神愉悦，就会给人以气质上的美感。

中医美容就是从身体内部到外部的调理养护，让身体达到一个健康的状态，从内到外健康、美丽。

人的容颜与脏腑气血的盛衰有关，气血是滋养肌肤、令容颜保持姣好的基础，若气血充足，则容颜健美。好容颜是由内而外的，要想拥有好容颜就要从身体的内部开始调理。本书从药物、膳食、推拿按摩、刮痧等方面提供有针对性的养颜美容方法，让好容颜能长久保持。

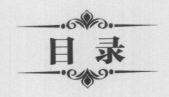

目 录

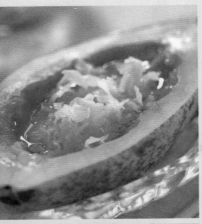

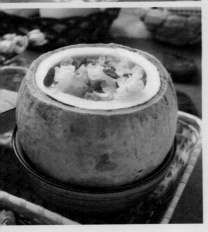

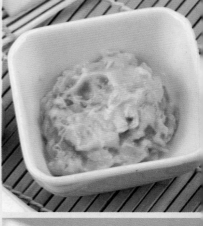

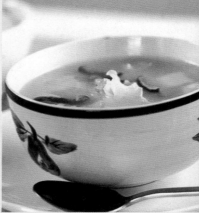

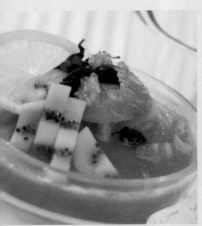
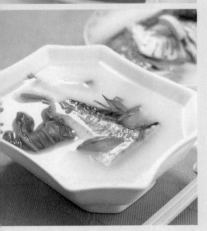

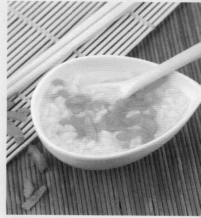

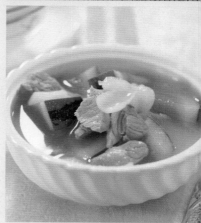

美白养颜

"一白遮百丑"，每个女性都向往亮白的皮肤。有些人是天生的黑皮肤，这种情况下很难变白；而有些人是外在原因影响皮肤的肤色，比如说防晒没做好，导致色素沉积。

如何美白皮肤

美白首先要选择一套适合自己的美白产品，因为美白成分各不相同，所以理论上最好是使用同一品牌、同一系列的产品，这样可以防止不同美白成分互相冲突产生的不良反应。市面上比较多的美白产品都是以维生素C为主要成分。另外鞣花酸具有极高的抗氧化性，能够帮助皮肤抑制黑色素的生成，并减淡已形成的色斑，所以很多美白产品含有鞣花酸。

除了选用美白产品，还需要重点注意的是防护皮肤免受外部环境的影响，尤其是紫外线对皮肤的侵害。也就是说我们想拥有白嫩的皮肤，一年四季都要做好防晒护理，无论在室内工作还是室外工作都要做防晒。炎热的夏天在户外时，一定要带遮阳伞和具有防紫外线功能的太阳镜，一定要在皮肤上擦防晒霜。

工作过于繁重、心理压力大、生活作息不规律、饮食不均衡等，都会导致细胞制造出更多的废弃物，使表皮细胞失去原有的活力及再生能力，让皮肤显得黯沉、无光泽，并且逐渐失去弹性。所以先排毒、后美白也是一种非常实用的美肤概念。排毒美白主要建议人们多吃水果、蔬菜等排毒食物，由内而外排出身体的毒素，让皮肤重现光泽嫩白。

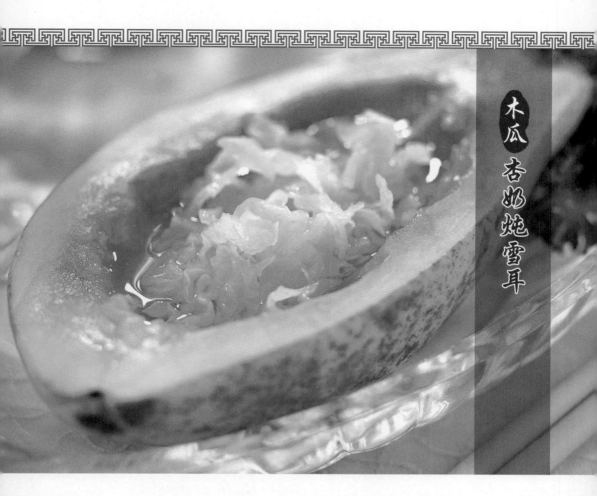

木瓜杏奶炖雪耳

做法

①将银耳用温水泡发，洗净，撕成小朵备用。

②将木瓜剖开，去瓤制成盛器待用。

③锅置火上，倒入杏仁奶烧开，再加入白糖、蜂蜜、银耳烧3分钟，起锅盛入木瓜中，然后上火蒸5分钟，取出即可。

用法

　　每天食饮半个木瓜的量即可，长期坚持食用。

木瓜 200克　　杏仁奶 150克　　银耳 50克

白糖 3克　　　蜂蜜 100克

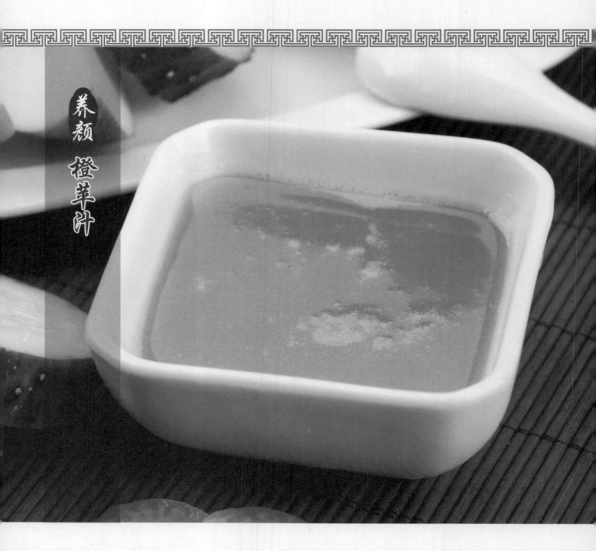

养颜 橙苹汁

做法

　　将橙子、苹果、胡萝卜、黄瓜均去皮，切碎，剁成泥状，加入水，用纱布过滤去除残渣，留汁即可。

用法

　　每日饮用1杯，长期坚持饮用，就可达到美白的效果。

橙子 100克

苹果 100克

胡萝卜 100克

黄瓜 100克

做法

　　将香蕉、胡萝卜去皮，苹果去皮和核，均剁成细泥；加入牛奶、熟蛋黄、蜂蜜一起搅匀，再稍煮即可。

用法

　　服食，每日1次。

香蕉 2个

熟蛋黄 1个

胡萝卜 150克

蜂蜜 30克

牛奶 50毫升

苹果 150克

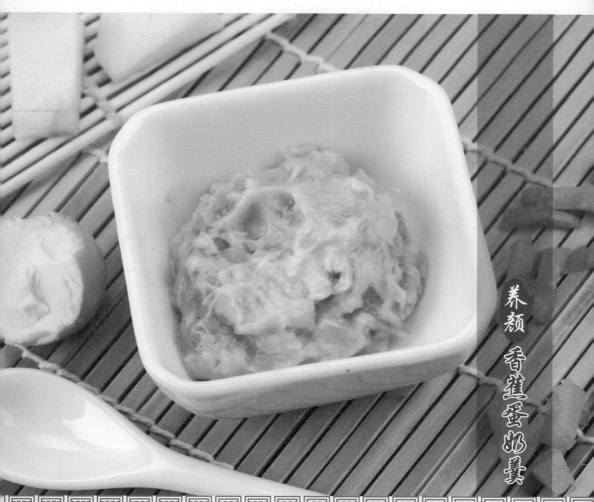

养颜 香蕉蛋奶羹

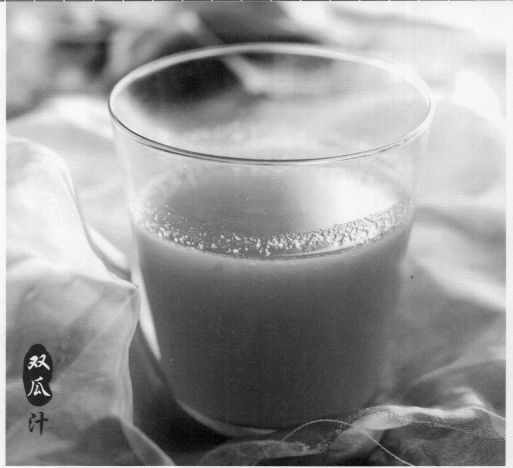

做法

①将木瓜洗净，去皮及瓤，切成小块；
黄瓜洗净，去皮，切块备用。

②将木瓜、黄瓜、糖油、矿泉水一同放
入果汁机中搅打成汁。

③将打好的汁倒入杯中，再加入冰块拌
匀即可。

用法

每天随时饮用即可。

木瓜 1/2个

黄瓜 1根

糖油 30克

矿泉水 50克

冰块适量

做法

①将红枣洗净，去核，切碎备用。

②将奶油冰激凌、牛奶、红枣混合搅拌
　均匀。

③将做好的奶昔倒入杯中，再加入冰块
　拌匀即可。

牛奶 150克

奶油冰激凌 100克

红枣 10枚

冰块适量

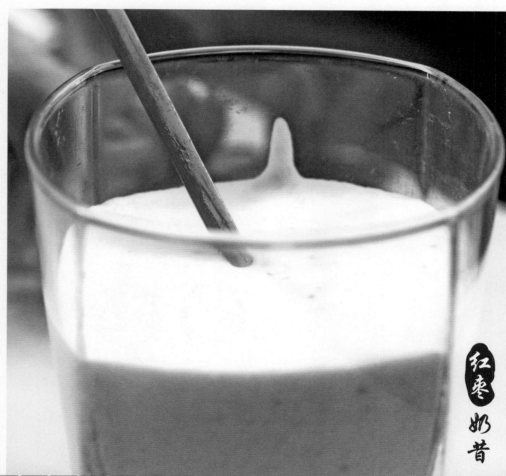

红枣奶昔

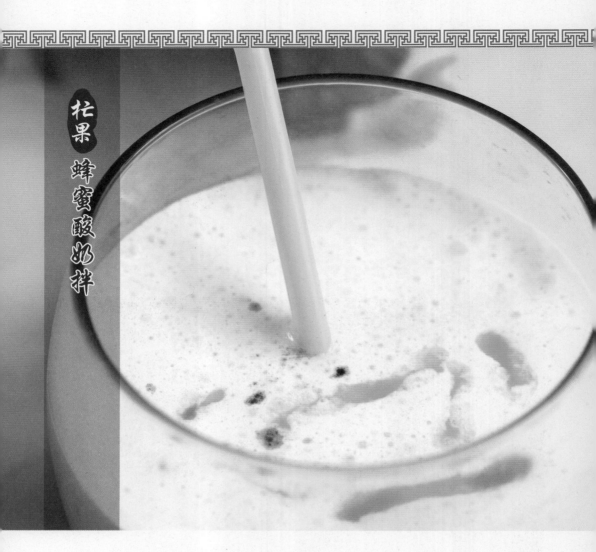

杧果蜂蜜酸奶拌

做法

①将杧果肉切成小丁备用。

②将酸奶、牛奶、杧果丁、蜂蜜混合均
　匀。

③将做好的奶拌倒入杯中，再加入冰块
　拌匀即可。

牛奶 150 克

酸奶 75 克

杧果 1 个

蜂蜜 30 克

冰块适量

做法

①将杧果洗净，去皮，去核，切成小
块；猕猴桃去皮，切成小块备用。

②将杧果、猕猴桃、蜂蜜、矿泉水一同
放入果汁机中搅打成汁。

③将打好的汁倒入杯中，再加入冰块拌
匀即可。

杧果 1个

猕猴桃 2个

蜂蜜 30克

矿泉水100克

冰块适量

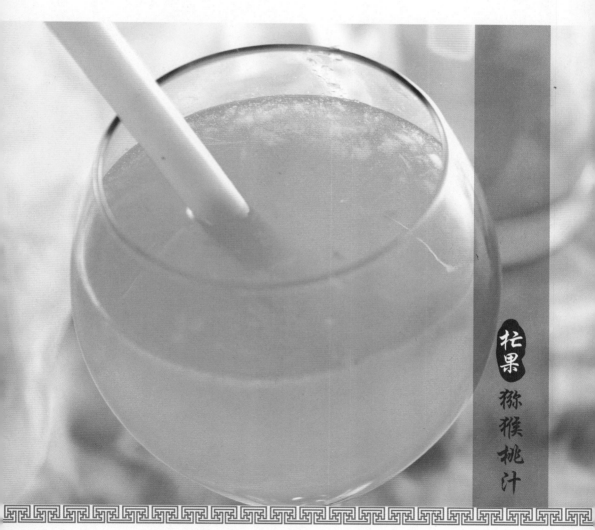

杧果猕猴桃汁

柠檬 橙汁

做法

①将柠檬洗净，取汁；橙子去皮及膜，取橙肉
　备用。

②将橙肉、柠檬汁、蜂蜜一同放入果汁机中搅
　打成汁。

③将果汁倒入杯中，再加入冰块拌匀即可。

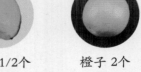

柠檬 1/2个　　　　橙子 2个

蜂蜜 30克　　　　冰块适量

做法

①将香蕉去皮，切成小块；橙子去皮、去子及膜，取橙肉备用。

②将橙肉、香蕉、蜂蜜、矿泉水一同放入果汁机中搅打成汁。

③将果汁倒入杯中，再加入冰块拌匀即可。

香蕉 1根

橙子 2个

蜂蜜 20克

矿泉水100克

冰块适量

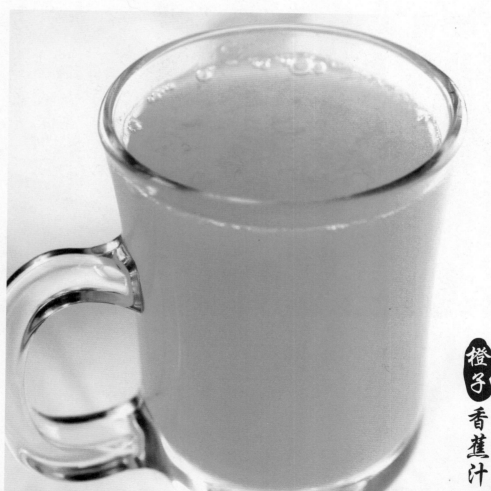

橙子香蕉汁

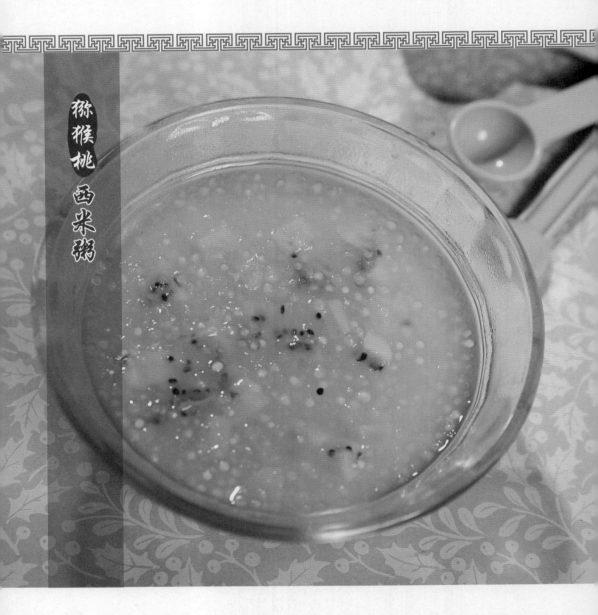

猕猴桃 西米粥

做法

①将西米用清水浸泡发好；猕猴桃冲洗
干净，去皮待用。

②坐锅点火，放水烧开，先加入猕猴
桃、西米大火煮沸，再改用小火略
煮，最后加入白糖调味即成。

西米 150 克

猕猴桃 200 克

白糖适量

做法

①将猕猴桃去皮，切丁备用。

②将酸奶、牛奶、猕猴桃、蜂蜜混合均
　匀。

③倒入杯中，再加入冰块拌匀即可。

牛奶 150 克　　　酸奶75克　　　猕猴桃 1个

蜂蜜 30克　　　冰块适量

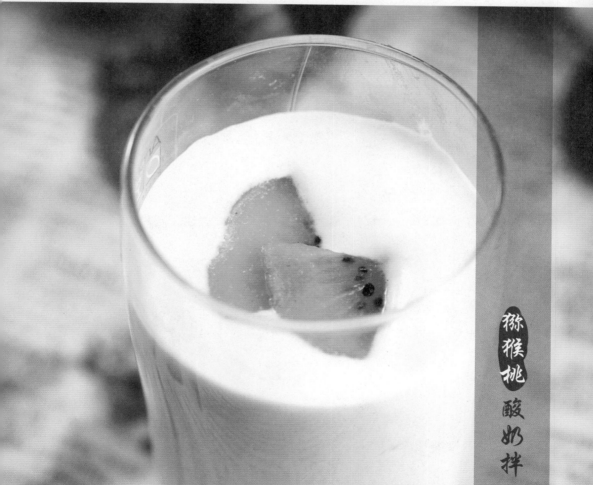

猕猴桃酸奶拌

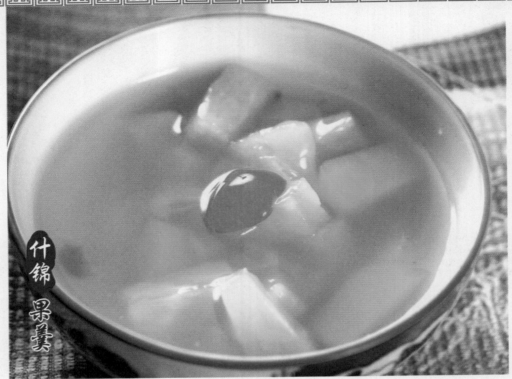

什锦果羹

做法

① 将白果、香蕉、菠萝去皮之后洗净，分别切小片；橘子剥去皮，掰成瓣；苹果、樱桃、鲜桃洗净，去核备用。

② 砂锅中加入水，置大火上烧开，再加入白糖、桂花煮化，搅匀，然后放入全部原料煮沸，用淀粉勾琉璃芡，出锅装碗即成。

白果 10枚

樱桃 80克

香蕉 1根

菠萝 100克

橘子 1个

鲜桃 1个

苹果 1/2个

红枣 5枚

白糖 30克

桂花适量

淀粉适量

做法

①将莲子、红枣、桂圆洗干净，鸭蛋煮熟去壳。

②瓦煲注入清水，放入鸭蛋、莲子、红枣、桂圆，用小火煲30分钟。

③调入红糖、精盐，同煲10分钟即成。

莲子 10克

红枣 5枚

桂圆 10克

鸭蛋 3个

红糖 15克

精盐 8克

清水 2杯

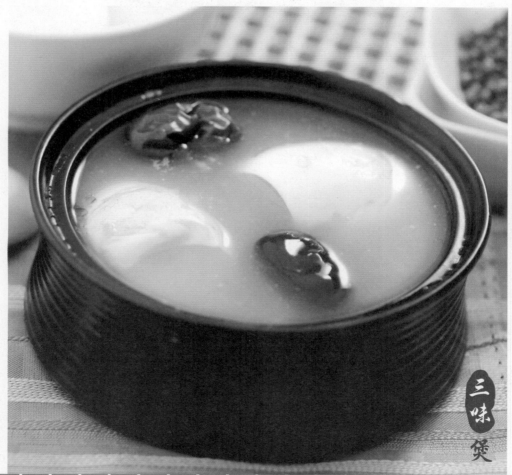

三味煲

什锦猕猴桃汁

做法

①将西芹择洗干净，切成小段；猕猴桃去皮，切成小块；苹果洗净，去皮及核，切块备用。

②将猕猴桃、苹果、西芹、蜂蜜、薄荷叶、矿泉水一同放入果汁机中搅打成汁。

③将打好的汁倒入杯中即可。

西芹 50克

猕猴桃 3个

苹果 1个

蜂蜜 20克

矿泉水 40克

薄荷叶 3片

做法

①将椰子取汁，与牛奶和
　糖油一同倒入杯中。

②放入冰块拌匀即可。

椰子 1 个

牛奶 250 克

糖油 30 克

冰块适量

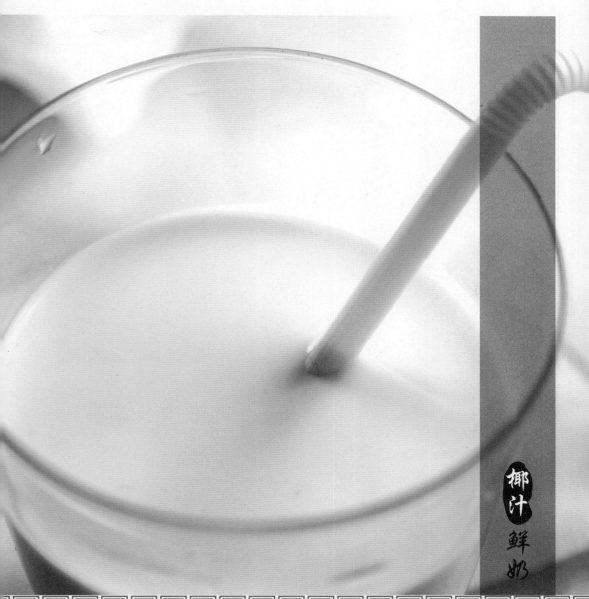

椰汁鲜奶

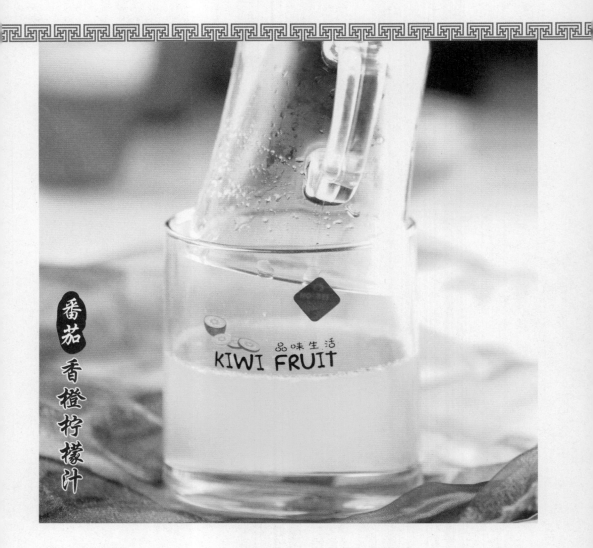

番茄 香橙 柠檬汁

做法

①将番茄洗净，榨汁；橙子去皮、去子及膜，取橙肉备用。

②将橙肉、番茄汁、糖油、柠檬汁、矿泉水一同放入果汁机中搅打成汁。

③将果汁倒入杯中即可。

番茄 1个

橙子 3个

柠檬汁 20克

糖油 20克

矿泉水 80克

做法

①将鸭梨去皮、去子，洗净，切成片；苹果去皮、去子，洗净，切成片备用。

②将甘草洗净，用清水浸透；百合、胖大海、莲子心洗净待用。

③砂锅内加入清水、鸭梨、苹果、百合煮沸，再放入甘草、胖大海、莲子心煮15分钟，加入冰糖煮至冰糖溶化即可。

甘草 30克　　百合 30克　　胖大海 2枚

莲子心 4克　　鸭梨 2个　　苹果 2个

冰糖适量

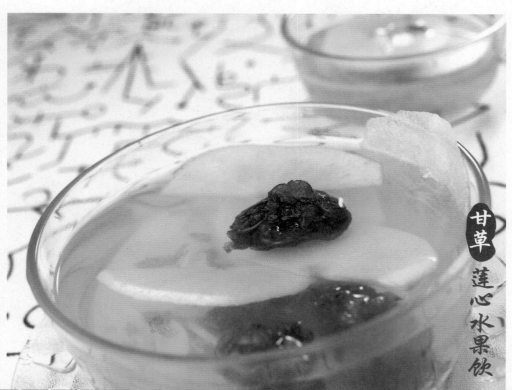

甘草莲心水果饮

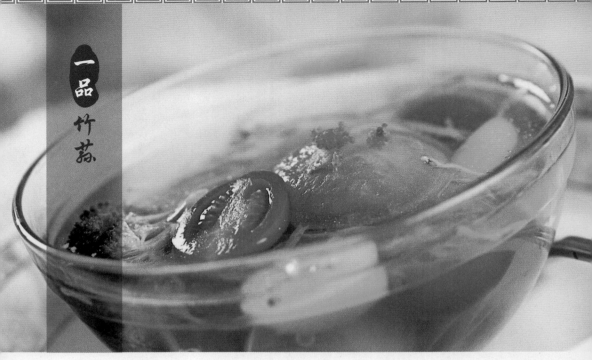

一品竹荪

做法

①将竹荪用清水洗去盐分；圣女果洗净，切成瓣；西蓝花洗净，掰成小朵备用。

②锅中加入植物油烧热，放入蘑菇高汤、竹荪、牛肉丝烧沸，再加入精盐、冰糖用小火煨至入味，然后放入圣女果瓣、西蓝花稍煮片刻，出锅时放入淀粉、虾子酱即可。

竹荪 200克

圣女果 80克

西蓝花 100克

牛肉丝 50克

蘑菇高汤1杯

精盐 3克

冰糖 10克

虾子酱适量

淀粉适量

植物油适量

润肤去皱

中医认为，皮肤干燥出现皱纹，主要原因是肺气虚衰，宣发功能失常；脾胃虚弱，运化失健；饮食失宜，劳逸损伤；情志不畅，肝失疏泄等。水谷精微不能及时化生气血，使面部皮肤失去气血之濡养。

人在25岁以后，皮肤开始衰老，最初征兆是皮肤出现皱纹。进一步发展，皮肤上的皱纹会成为皱襞，即皮肤上出现较深的褶子。人体皮肤出现皱纹的顺序一般是前额、上下眼睑、眼外眦、耳前区、颊、颈部、下颏、口周等。

人体面部皱纹分类

人体面部的皱纹可以分为三大类，即体位性皱纹、动力性皱纹和重力性皱纹。

1.体位性皱纹大都是颈阔肌长期伸缩导致的，皱纹主要出现在颈部。体位性皱纹的出现不都是皮肤衰老的表现，但随着年龄增长，横纹变得越来越深，就会逐渐出现皮肤衰老性皱纹。

2.动力性皱纹是表情肌长期收缩的结果，主要表现在额肌的抬眉纹、皱眉肌的眉间纹、眼轮匝肌的鱼尾纹、口轮匝肌的口角纹和唇部竖纹、颧大肌和上唇方肌的颊部斜纹等。

3.重力性皱纹主要是由于皮下组织脂肪、肌肉和骨骼萎缩，皮肤衰老，加上地球引力的长期作用逐渐产生的。

不过，也有人按照皱纹形成的病因将其分为生理性皱纹、病理性皱纹和光照性皱纹及衰老性皱纹等等。

许多护肤美容保养品只能被皮肤表层所吸收，并不能真正进入真皮层，达到深层次的更新及对胶原蛋白补充的目的，即起到去除皱纹、延缓衰老的效果。

随着年龄的增长，不同年龄层及体质的人衰老的程度是不同的，因此需要选择适合自己的不同方法来达到润肤去皱的效果。

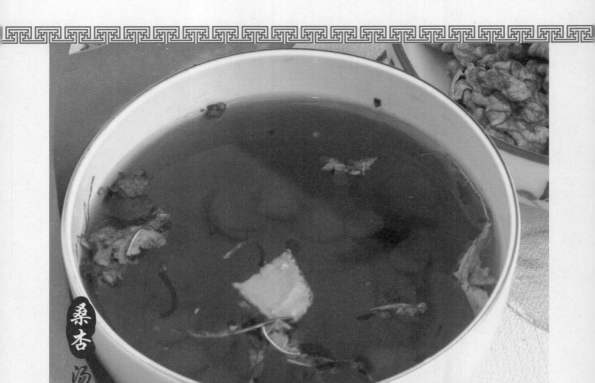

做法

①将桑叶、杏仁、沙参、浙贝母、淡豆
　豉、梨皮用清水冲洗干净，备用。

②砂锅中加入3碗清水、桑叶、杏仁、
　沙参、浙贝母、淡豆豉、梨皮，先用
　大火煲开，再用小火煲至剩1碗水时
　熄火，加入白糖调味即可。

桑叶 13克

杏仁 13克

梨皮 13克

沙参 12克

浙贝母 9克

淡豆豉 9克

白糖适量

做法

①将苹果洗净，去皮和核，切成小块；
红枣去核；银耳洗净，用清水浸泡
30分钟，切成小块备用。

②将除冰糖外的所有原料一同放入锅中
用大火烧沸，再转小火炖30分钟。

③加入冰糖，关火晾凉，装碗上桌即
可。

 苹果 1个

 红枣 80克

 银耳 50克

 冰糖 30克

 清水 2000克

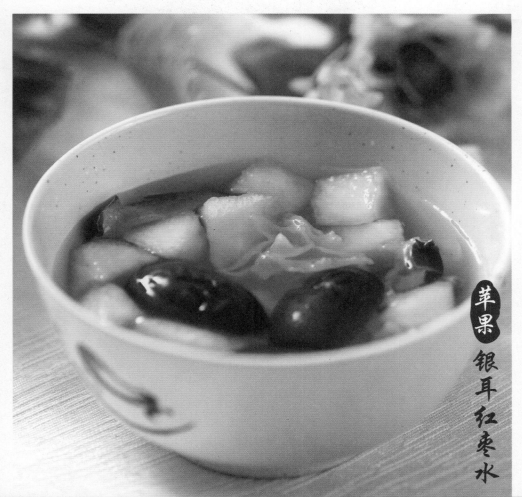

苹果银耳红枣水

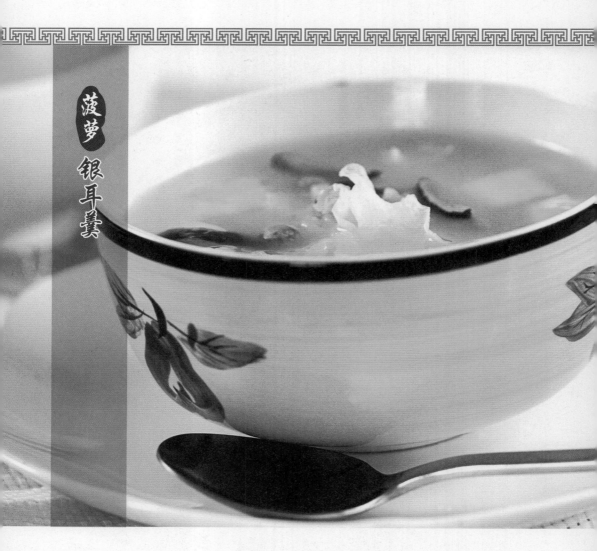

菠萝银耳羹

做法

①将银耳用水泡发，去蒂，洗净，撕成小朵；红枣去核备用。

②炒锅置火上，加入清水、冰糖，煮至冰糖溶化，再放入银耳、菠萝肉、红枣、青豆，用小火煮至汤汁浓稠时,出锅装碗即可。

菠萝肉 50克

银耳 2朵

红枣少许

青豆少许

冰糖 15克

做法

①将苹果洗净，去皮及核，切成小块；西柚去皮、去
　膜及子，切成小块备用。

②将苹果、西柚、糖油、矿泉水放入果汁机中搅打成
　汁。

③将打好的果汁倒入杯中即可。

苹果 1个　　　西柚 200克

糖油 60克　　矿泉水 80克

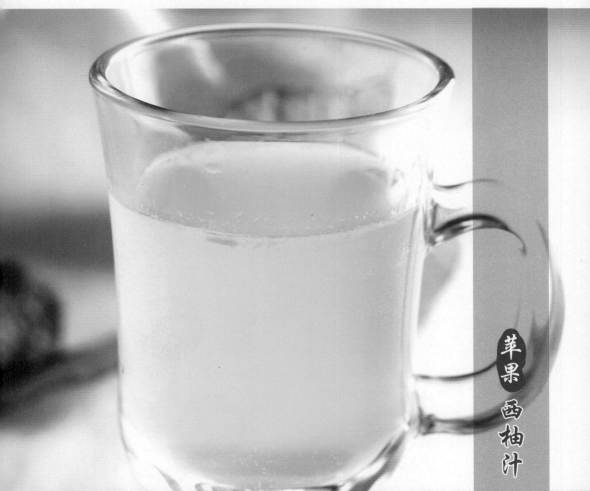

苹果 西柚汁

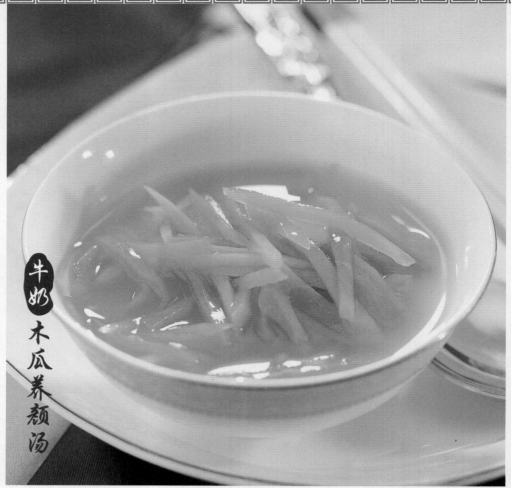

牛奶木瓜养颜汤

做法

①将木瓜洗净，去皮、去瓤，切成细
　丝；姜块去皮，洗净，切成丝。

②净锅置火上，加入适量清水，放入木瓜
　丝、姜丝、白糖熬煮至木瓜丝熟烂。

③加入鲜牛奶推搅均匀，用淀粉勾芡，
　撇去浮沫，继续稍煮至汤汁微沸，离
　火出锅装碗，即可上桌食用。

木瓜 2 个

姜块 15 克

鲜牛奶 500 克

白糖 50 克

淀粉 15 克

做法

①将枸杞子泡软，洗净，沥干；银耳
用清水浸泡5分钟，去蒂，撕成小
朵；红枣洗净，去核备用。

②将银耳放入砂锅中，加入6杯清水
煮沸，转小火炖至银耳胶质释出，
再放入枸杞子、红枣、莲子炖至熟
软。

③加入桂圆肉炖至膨胀、有甜香味
时，加入冰糖焖5分钟即可。

莲子 160克

桂圆 40克

枸杞子 10克

银耳 5克

红枣 8枚

冰糖 10克

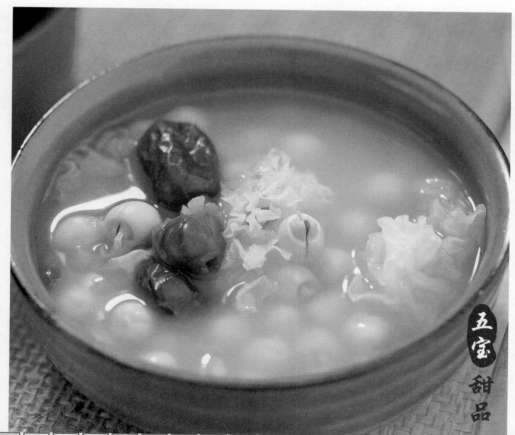

五宝甜品

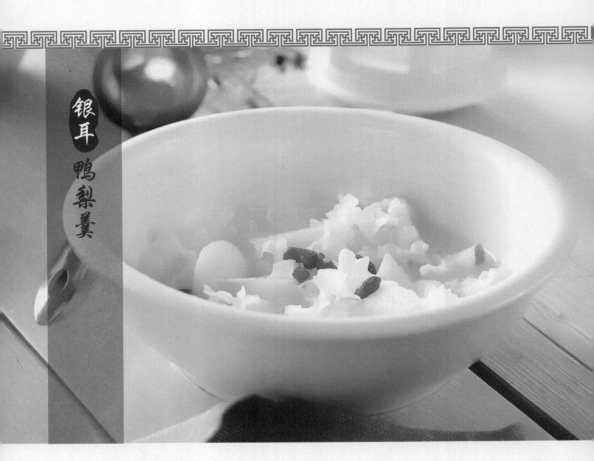

银耳鸭梨羹

做法

①将银耳泡发，去蒂，洗净，撕成小
朵；鸭梨洗净，去皮，切成大块。

②荸荠去皮，洗净；枸杞子用清水浸泡
并洗净，沥去水分。

③将鸭梨块、银耳、荸荠、冰糖放入电
压力锅中，再加入适量清水，盖上
盖。

④煲压40分钟至浓稠，取出后倒入大
碗中，撒上少许枸杞子。

⑤炒锅置火上，加入牛奶煮沸，出锅倒
入鸭梨银耳碗中即可。

鸭梨 2个

银耳 15克

荸荠 15个

枸杞子适量

冰糖适量

牛奶适量

做法

①把新鲜椰子的椰汁倒出，锯掉椰盖，洗净待用。

②银耳用水浸软，洗净，连同枸杞子、椰汁、冰糖一起放入椰壳内，加入适量沸水。

③盖上椰盖，放在锅里用小火隔水炖1.5小时即可。

椰子 1个

银耳 50克

枸杞子 5克

冰糖适量

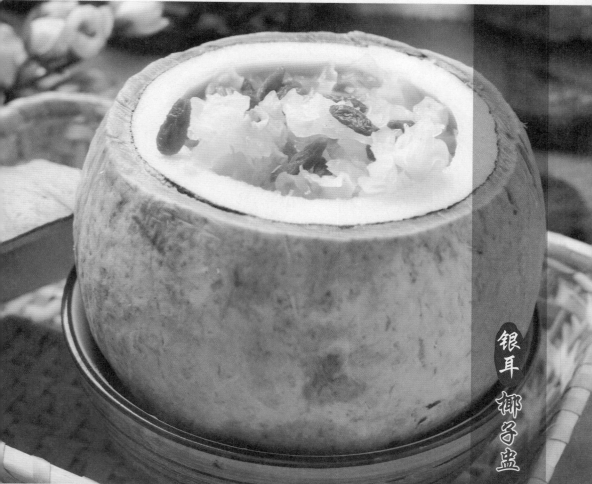

银耳椰子盅

做法

① 将猕猴桃剥皮，切半圆片；红柚剥皮
取净肉；柠檬切片备用。

② 将番茄、胡萝卜洗净，切小块，搅打
成汁待用。

③ 汤锅置火上，加入番茄胡萝卜汁、白
糖煮沸，盛入碗中晾凉，再放入猕猴
桃片、红柚、柠檬片、桑葚。

④ 把碎冰置另一碗中，再放上原料碗，
隔碗冰镇5分钟即可。

红柚 100克

猕猴桃 1个

桑葚 5颗

柠檬少许

番茄适量

胡萝卜适量

白糖适量

碎冰适量

做法

①将胡萝卜去皮，洗净，切成小块；柠檬洗净，切成小片。

②芹菜择洗干净，切成段，用沸水略焯，捞出冲凉。

③将白葡萄酒倒入大碗中，加入胡萝卜块、椰肉、椰汁、芹菜段、蜂蜜、柠檬片混拌均匀，浸泡30分钟，即可上桌。

胡萝卜 100克

椰肉 80克

芹菜 50克

柠檬 1/2个

椰汁 50克

蜂蜜 15克

白葡萄酒 200克

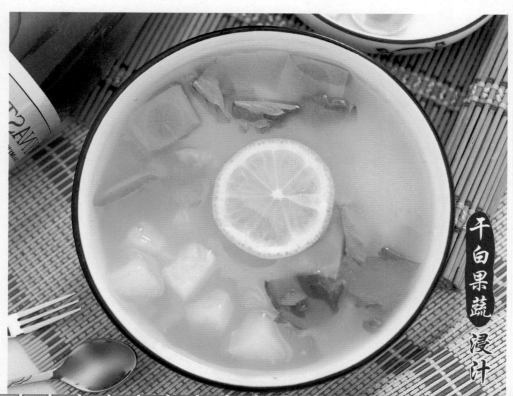

干白果蔬浸汁

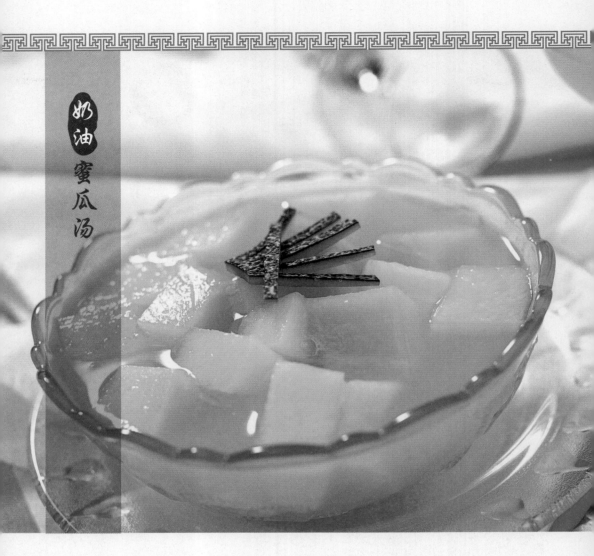

奶油蜜瓜汤

做法

① 将哈密瓜去皮、去子，切块，取1/2的瓜肉置果汁机中搅打成汁；留少许瓜皮切成丝备用。

② 锅置火上，加入奶油烧至溶化，再撒匀面粉，倒入适量清水、牛奶搅匀。

③ 放入哈密瓜汁煮沸，加入白糖调匀，再放入瓜皮丝点缀即可。

哈密瓜 1/2个

奶油 20克

面粉适量

白糖少许

牛奶 1/2杯

做法

① 将莲子泡发去心；红枣洗净去核；大米淘洗干净。

② 将大米放入铝锅内，加入莲子、红枣，加入适量的水，置大火上烧沸，用小火炖煮40分钟，加入红糖搅匀，出锅装碗即可。

莲子 50克

红枣 6枚

大米 100克

红糖 15克

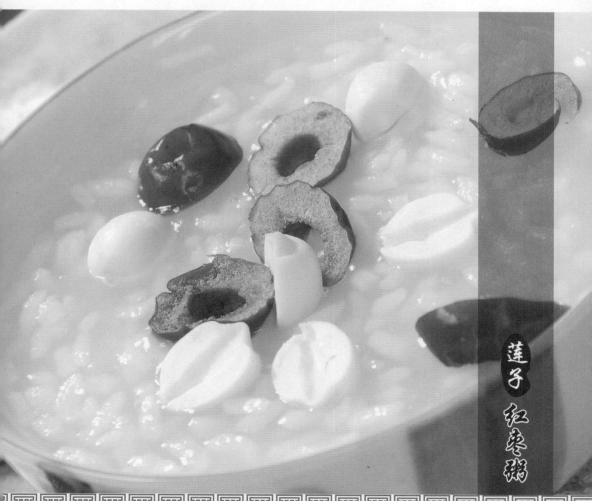

莲子红枣粥

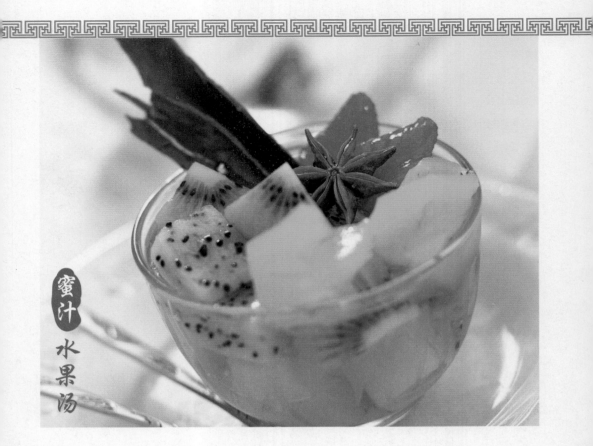

蜜汁 水果汤

做法

①将火龙果、猕猴桃分别去皮，切成块；菠萝削去外皮，切成三角块，放入淡盐水中浸泡一下，捞出冲净；草莓洗净，切成两瓣。

②锅置火上，加入适量清水，放入肉桂、八角煮沸，再加入火龙果、菠萝、猕猴桃、草莓煲约5分钟。

③淋入蜂蜜，即可出锅装碗。

火龙果 150克

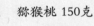
菠萝 150克

猕猴桃 150克

草莓 8颗

八角少许

肉桂少许

蜂蜜 15克

做法

①将木瓜去皮、去瓢，洗净，切成长条
　备用。

②将西米用清水浸泡3小时，捞出，放
　入清水锅中煮开，熄火后浸泡10分
　钟，捞出控水待用。

③汤锅置火上，倒入椰奶，放入木瓜、
　杏仁，再加入适量清水用大火烧沸。

④放入西米用小火煮至西米呈透明状
　时，加入白糖调味即可。

木瓜 200克　　西米 50克　　杏仁 20克

椰奶 3杯　　　白糖适量

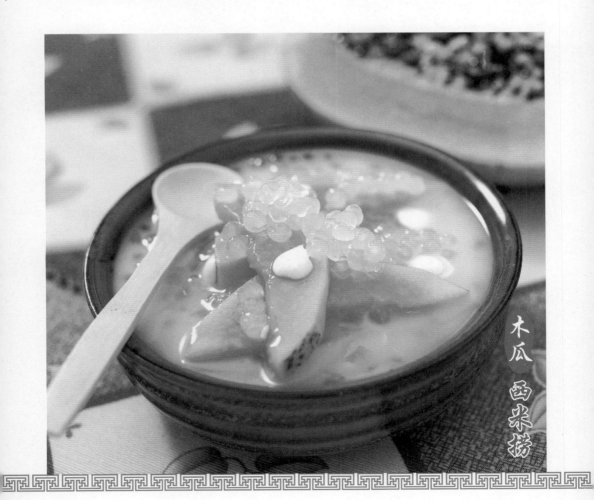

木瓜 西米捞

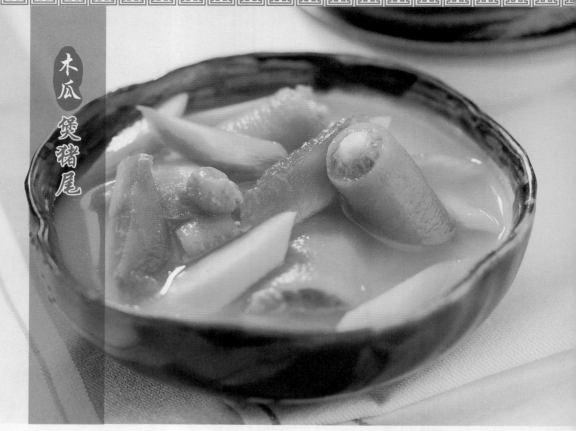

木瓜煲猪尾

做法

①花生仁洗净，用清水浸泡30分钟使其充分涨发；木瓜去皮、去瓤，洗净，切成厚片。

②猪尾刮去残毛，洗净，斩成小段，放入清水锅中焯煮5分钟，捞出沥水。

③汤煲中加入适量清水，再放入木瓜片、猪尾段、花生仁、姜片烧沸，转小火煲约1.5小时。

④加入精盐、胡椒粉调好口味，出锅装碗即可。

猪尾 500克

木瓜 1个

花生仁 50克

姜片适量

精盐适量

胡椒粉适量

做法

①将杧果洗净，去皮及核，切成小块备
　用。

②将杧果、椰子汁、蜂蜜、矿泉水一同
　放入果汁机中搅打成汁。

③倒入杯中，再加入冰块拌匀即可。

杧果 1 个

椰子汁 100 克

蜂蜜 50 克

矿泉水 80 克

冰块适量

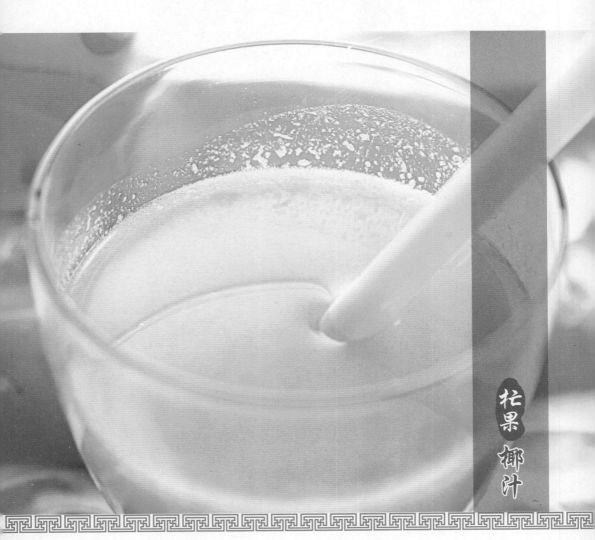

杧果 椰汁

草莓奶昔

做法

①将草莓洗净，切成小丁备用。

②将奶油冰激凌、牛奶、草莓混合搅拌均匀。

③倒入杯中，再加入适量冰块拌匀即可。

牛奶 150克　　奶油冰激凌 100克

 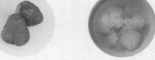

草莓 10颗　　　冰块适量

做法

① 将苹果、鸭梨洗净去核，均切成4瓣备用。

② 将猪瘦肉洗净，切成块，入沸水锅中煮5分钟，取出过凉水待用。

③ 砂锅中加入适量清水烧沸，放入猪瘦肉、苹果、鸭梨、蜜枣煲1.5小时，再放入薄荷叶稍煮，加入精盐调味即可。

 猪瘦肉 100克

 苹果 100克

 鸭梨 100克

 薄荷叶 2片

 蜜枣 20克

 精盐 3克

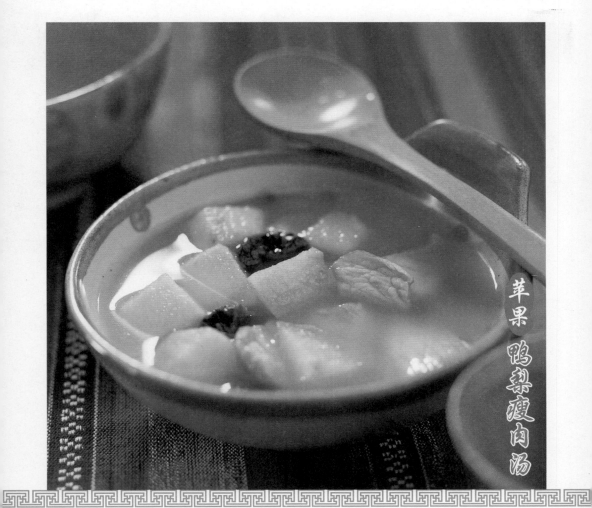

苹果鸭梨瘦肉汤

润肤 青果汁

做法

①将苹果洗净，去皮及核，切成小块；猕猴桃去皮，
切成小块备用。

②将猕猴桃、苹果、蜂蜜、矿泉水一同放入果汁机中
搅打成汁。

③将果汁倒入杯中即可。

苹果 1 个

猕猴桃 3 个

蜂蜜 40 克

矿泉水 40 克

刮痧去皱

　　面部刮痧会使面部肌肤的血液循环加快，用刮痧的方法，可以起到淡化皱纹的效果。

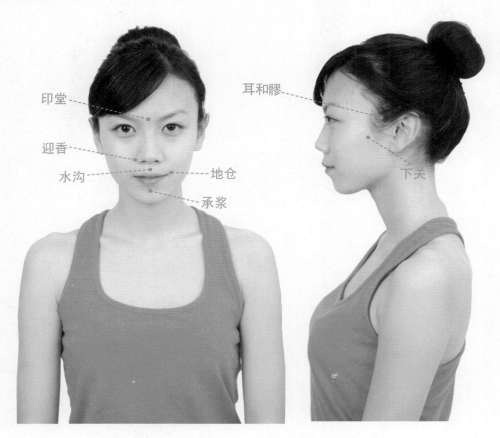

印堂
迎香
水沟
地仓
承浆
耳和髎
下关

选穴取穴

　　祛皱养颜选手阳明大肠经的迎香；手少阳三焦经的耳和髎；任脉的承浆；督脉的水沟、印堂；足阳明胃经的下关、地仓。

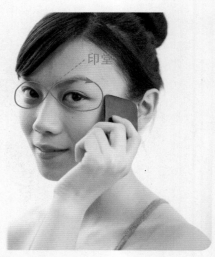

颜面 ⬇

由内眼角沿鼻梁向外下方刮拭，刮至迎香。

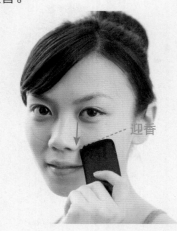

眼周 ⬆

由印堂开始，围绕双眼眼眶做"∞"形刮拭。

口周 ⬇

由地仓穴开始，围绕口唇刮拭，经水沟、承浆。

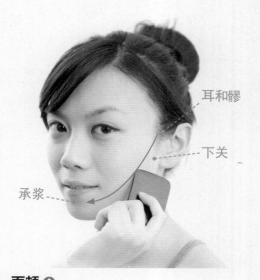

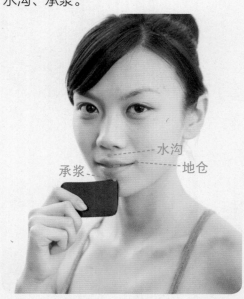

面颊 ⬆

由鬓角处的耳和髎向前下方刮拭至下颏的承浆，下关穴重点加强。

祛斑

斑是一种常见的获得性色素沉着性皮肤病，好发于面部，大多表现为对称性色素沉着，多见于女性，与妊娠、长期月经紊乱有关。

"斑"是疾病的预警信号

一些女性朋友发现脸上长斑之后，多数会认为这是内分泌失调或皮肤衰老引起的，会赶紧服用一些药物或擦化妆品。其实脸上长斑，尤其是突然长出来的，很可能是某些妇科疾病的预警信号，如盆腔炎、乳腺炎、乳腺增生、宫颈炎等。

斑的产生是气血津液不流通，瘀积在上半身导致的。血液之所以阻滞，多是因为肝脾肾的虚弱，肝脾受阻，发于脸面为色斑，发于体内则形成囊肿、炎症，这种"病变斑"，通常还伴有脸色发灰、发黄、发暗的症状。

因此，面部生斑可以说是脏腑功能衰退、疾病逐渐加重的反映，所以一旦出现这些症状，千万不可忽视，必须及早就医，科学用药。否则，病情加重，必将导致机体内脏早衰，危及生命。

长斑之后的饮食宜忌

1. 多喝水。

2. 多吃蔬菜和水果，如西红柿、黄瓜、草莓、桃等。

3. 要经常摄入富含维生素C的食物，如柑橘类水果、山楂、鲜枣、猕猴桃、新鲜绿叶菜等。

4. 避免刺激性的食物（刺激性食物易使皮肤衰老），尤其是咖啡、可乐、浓茶、辣椒等。

5. 戒掉不良习惯，如抽烟、喝酒、熬夜等。

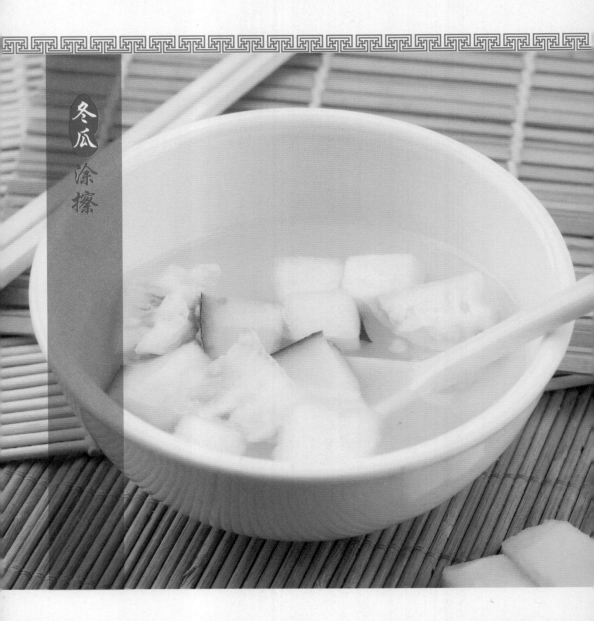

冬瓜涂擦

做法

　　将冬瓜洗净，切成方块，与冬瓜子一起放入砂锅中加白酒、水各半，浸泡2个小时，过滤后将滤汁煎浓。

白酒 50毫升　　冬瓜适量

用法

　　用药汁涂于患处。

做法

　　将杏仁去皮捣碎，用鸡蛋清调匀。

用法

　　每晚睡前搽脸，早晨用白酒洗去。1个月为1个疗程。

杏仁适量　　　鸡蛋清适量　　　白酒 50毫升

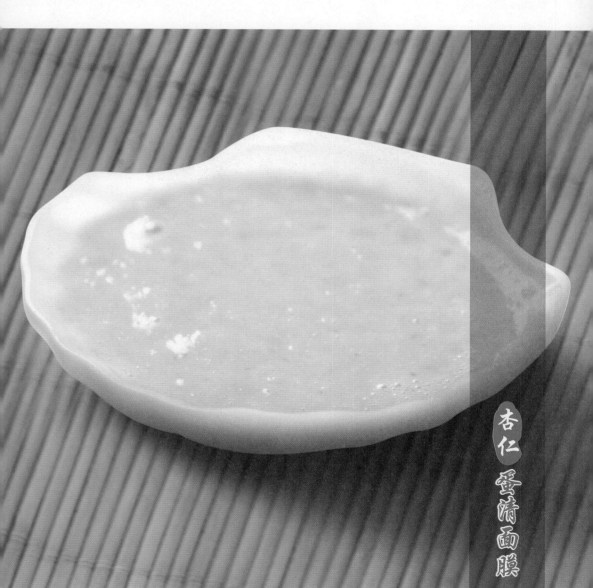

杏仁 蛋清面膜

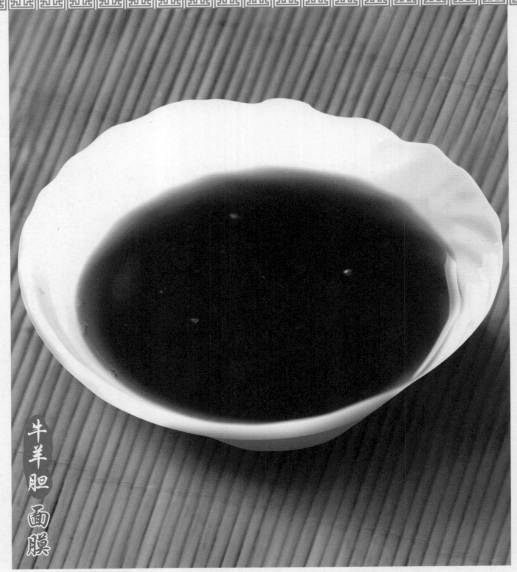

牛羊胆 面膜

做法

　　将羊胆、牛胆刺破，胆汁混合，再与白酒相混，放锅中煎沸即止。

用法

　　每晚用胆汁酒涂面。

羊胆 1个　　　牛胆 1个　　　白酒 200毫升

做法

  将益母草、陈皮用水煎，去渣，取汁；大米洗净，加入煎汁中熬煮成粥。

用法

  月经前1周每天连续服用。

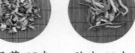

益母草 15克　　陈皮 10克　　大米 100克

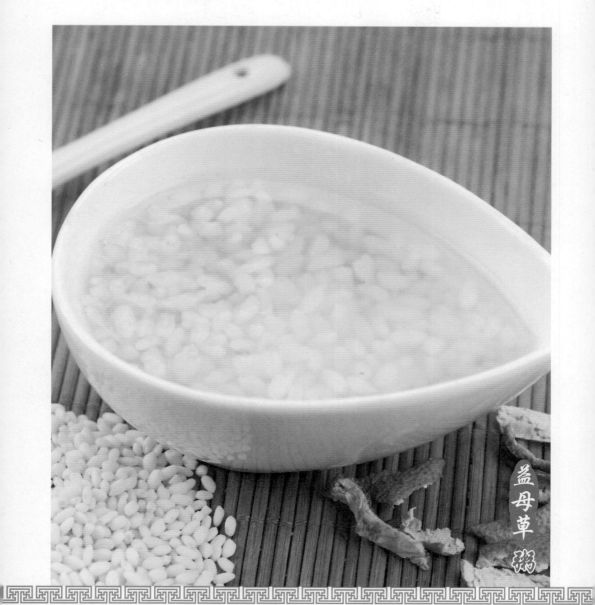

益母草粥

艾灸祛斑

　　脸上长斑的人，往往都是身体内有瘀，这种瘀是气血运行不畅导致的瘀血内停。可以选择用艾灸的方法调理身体。

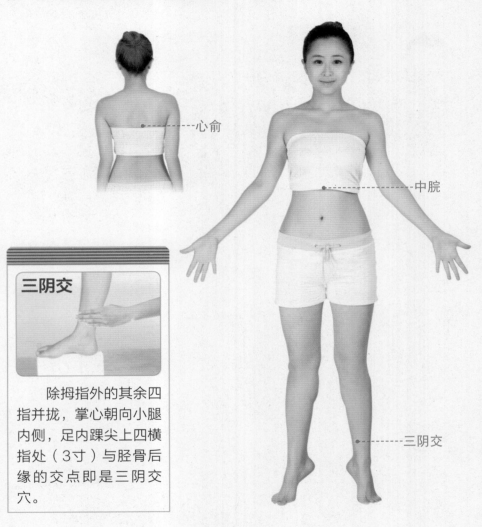

心俞

中脘

三阴交

三阴交

　　除拇指外的其余四指并拢，掌心朝向小腿内侧，足内踝尖上四横指处（3寸）与胫骨后缘的交点即是三阴交穴。

选穴取穴

三阴交、中脘、心俞。

步骤1 ⬇

　　回旋灸三阴交穴，每天1次，每次15～20分钟。

步骤2 ⬇

　　用艾灸盒灸心俞穴，每次灸10～20分钟，每日1次，5～7天为1个疗程，每个疗程间隔2日。

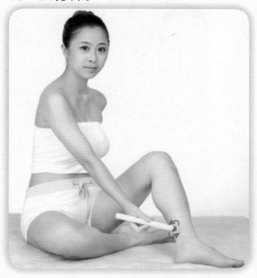

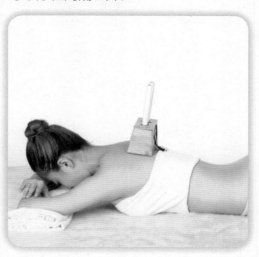

步骤3 ⬅

　　温和灸中脘穴10～20分钟，每日1次，5～7天为1个疗程，每个疗程间隔2日。

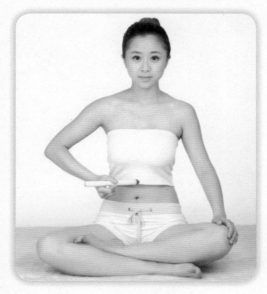

小提示

　　白天用洗面奶清洁皮肤后，擦保湿化妆水平衡皮肤，眼霜修护皮肤，保湿乳液滋润皮肤。夜晚在彻底清洁皮肤后，要用修护晚霜。每天按摩皮肤使保养工作事半功倍。每周要使用适合自己肤质的面膜，以补充皮肤中缺少的营养及水分。

痤疮

痤疮是一种累及毛囊皮脂腺的慢性炎症性皮肤病，表现为面部的粉刺、丘疹、脓疱、结节等多形性皮损。青少年时期容易出现，面部痤疮对青少年的心理和社交影响非常大，但青春期过后痤疮就能自然减少或痊愈。

痤疮位置与身体健康状况的关系

有些人过了青春期还有痤疮的出现，这就与自身的健康状况有一定的关系了。

如果额头总有大粒粉刺出现，说明肝脏已经积累了过多的毒素，还表示心火过旺，脾气不好。建议额头出现粉刺的人保证每天充足的睡眠，按时上床睡觉，让身体进入休眠状态。

双眉中间的粉刺最不能忽视，当心脏活力减弱时，双眉中间出现粉刺，而且近期伴有心悸、胸口闷的症状。建议双眉中间出现粉刺的人注意保护心脏，远离剧烈运动，增加睡眠，远离烟酒，避免辛辣食品刺激，同时尽快进行心脏检查，查找问题所在。

太阳穴附近出现小粉刺，说明最近你的饮食中有过多高油脂的食品，造成胆囊阻塞，需要及时进行体内大扫除。给胆囊减负最简单的方法就是食用苦瓜、黄瓜、冬瓜等清凉消脂的食物，这类食物可以很好地将体内过多的油脂排除。

当鼻子上长出粉刺时，一般有几种原因：一是由于皮脂分泌较多，如果鼻头还有轻微脱皮现象，表明身体内的血液循环不好；二是与卵巢机能或生殖系统有关；三是胃火过大、消化不良也会引起鼻头长痘。另外，经常便秘和胃胀气的人鼻子也容易长粉刺。这类人应该少食刺激性食品，减少肉类摄取，及时清除毛孔污垢，吃的食物、喝的水都要温热的，以免刺激胃部分泌过多胃酸，胃酸也会让胃火加剧。

有些人年过三十，但"青春痘"依然比较严重，而且通常只长在下巴上，长痘的时间比较规律，月经来的时候长，月经结束的时候会消。这主要是由于体内激素分泌旺盛，内分泌失调。建议这类人少吃冰冷的食物，月经期间可外敷一些消炎镇定的保养品。

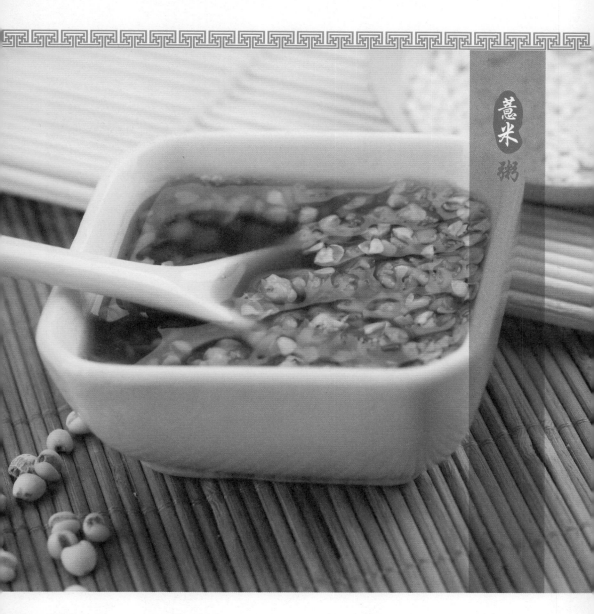

薏米粥

做法

①将薏米放入锅中。

②在锅中加入清水熬粥。

③待粥将熟时，加入红糖。

用法

　　每日1剂，连续服用。

薏米 50克

红糖适量

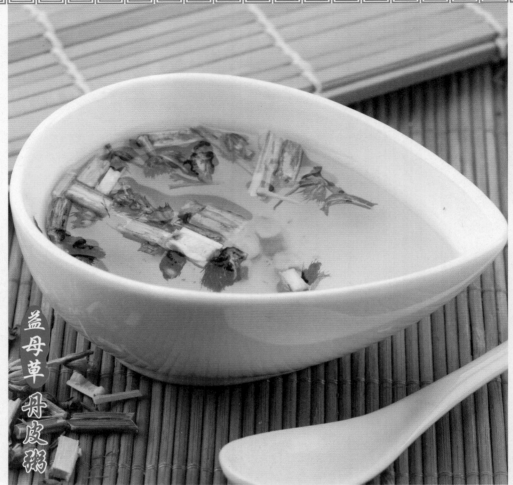

益母草 丹皮粥

做法

① 将益母草、牡丹皮、柴胡一起放入锅中。

② 在锅中加入清水煎煮，滤取汁液。

③ 将药液、大米一起放入锅中熬粥。

用法

　　每日1剂，早晚服食。

益母草 15克　　　牡丹皮 15克

柴胡 15克　　　大米 100克

做法

①将玫瑰花用布包好，并与绿豆、海带、杏仁一起放入锅中。

②锅中加入清水煎煮，取出玫瑰花。

用法

加入红糖调味，饮汤并食杏仁、海带、绿豆，每日1剂，连服20~30日。

绿豆 15克

玫瑰花 6克

红糖适量

杏仁（甜）9克

海带 15克

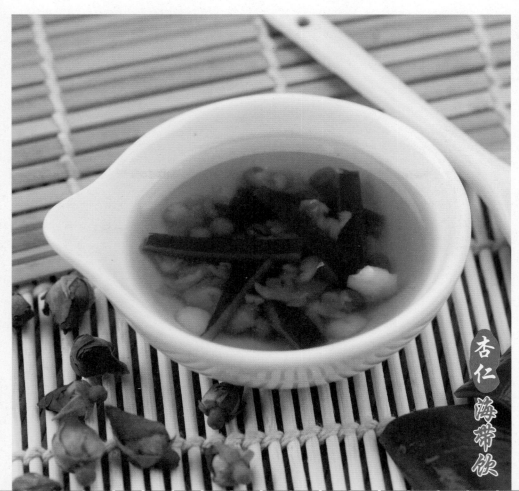

杏仁海带饮

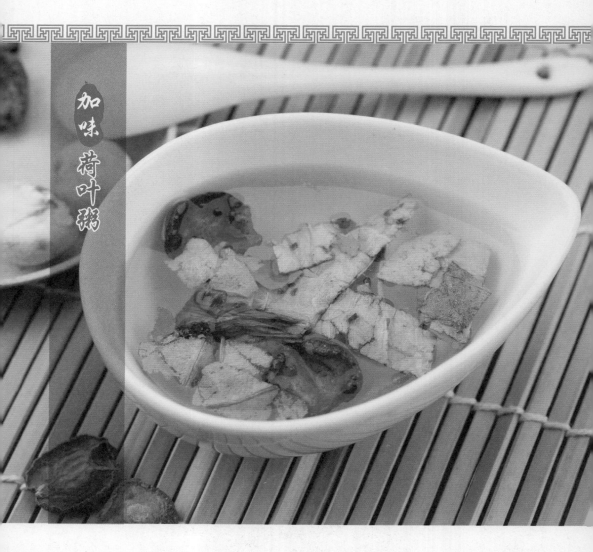

加味 荷叶粥

做法

① 将桃仁、山楂、贝母、荷叶一起放入锅中。

② 在锅中加入清水煎煮，滤掉残渣，取汁液。

③ 将药液、大米一起放入锅中熬成粥。

用法

每日1剂，共服1个月。

桃仁 9克

山楂 9克

贝母 9克

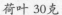
荷叶 30克

大米 60克

做法

　　将橙子子洗净，用水熬煮，取汁，
睡前涂面，晨起洗去。

橙子子适量

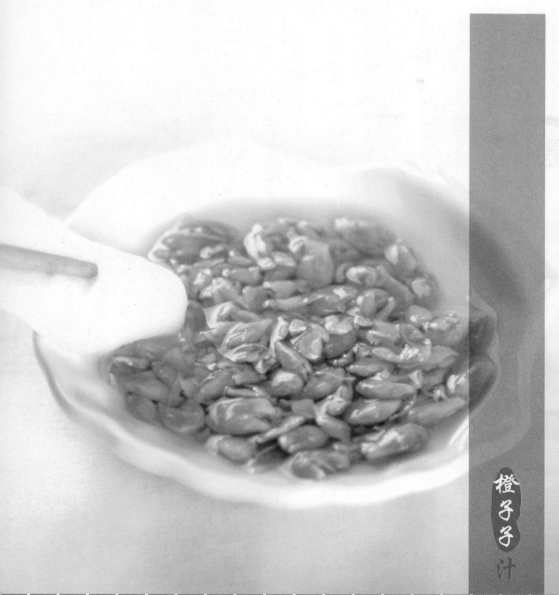

橙子子汁

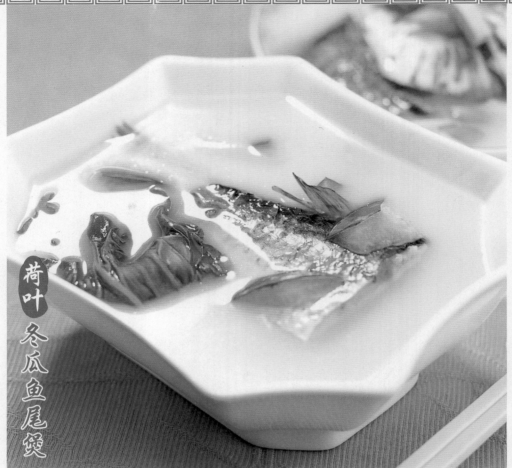

荷叶 冬瓜鱼尾煲

做法

①将草鱼尾洗净，擦干水；冬瓜连皮
　切成大块；荷叶洗净备用。

②锅中加植物油烧热，下入姜片爆
　香，再放入鱼尾煎至呈金黄色。

③砂锅中加入水烧沸，再放入鱼尾、
　冬瓜煮沸，转小火炖30分钟。

④放入荷叶炖15分钟，加入精盐调味
　即可。

草鱼尾 1个

冬瓜 600克

荷叶30克

姜片适量

精盐适量

植物油 10克

做法

①将绿豆、薏米、杏仁淘洗干净，浸泡后待用。

②大米洗净，加入水浸泡30分钟捞出，控水；锅中加入鲜汤煮沸，撇净浮沫加入大米、绿豆、薏米、杏仁、冰糖同煮成粥。

用法

每日1~2次，温热服食。

绿豆 30克

薏米 30克

杏仁 10克

大米 100克

冰糖 50克

鲜汤 1000克

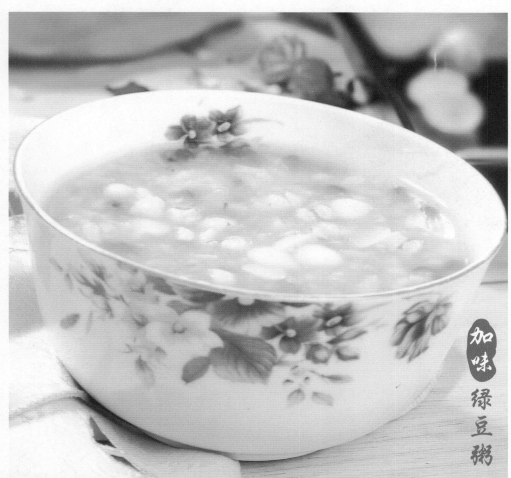

加味绿豆粥

山楂荷叶煲排骨

做法

①排骨洗净，入沸水锅中焯烫，捞出沥水备用。

②将山楂、荷叶洗净；薏米用水浸泡备用。

③砂锅中放入排骨块、山楂、荷叶、薏米，加入水没过原料，用大火煮沸，转小火炖 2 小时，加入精盐调味即可。

排骨 600 克

山楂 30 克

荷叶 10 克

薏米 50 克

精盐适量

做法

①将枇杷叶、蜜枣、杏仁、桔梗洗净备用。

②将枇杷叶用干净的纱布包好，与蜜枣、杏仁、桔梗一同放入锅中，加入3碗清水，先用大火煮开，再用小火煮至剩1碗左右时，加入冰糖至溶化即可。

 枇杷叶 15 克

 杏仁 15 克

 桔梗 15 克

 蜜枣 10 枚

 冰糖少许

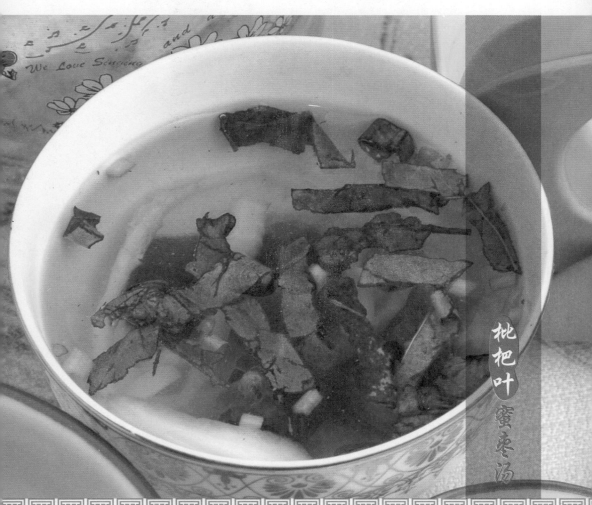

枇杷叶蜜枣汤

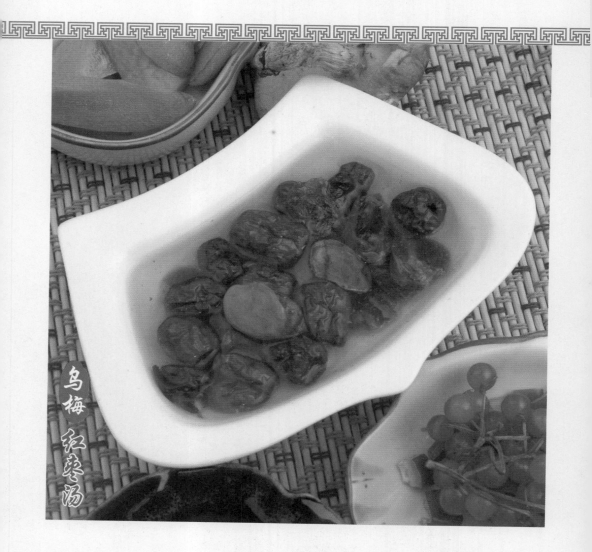

乌梅 红枣汤

做法

①将乌梅、蚕茧壳分别用水洗净；红枣去核，洗净待
　　用。

②将乌梅、蚕茧壳、红枣全部放入锅内，加水煎煮，
　　用冰糖调味即可。

乌梅 7枚

蚕茧壳 1个

红枣 5枚

冰糖适量

做法

①将山楂去核，洗净；金银花用清水
冲洗干净备用。

②将金银花、山楂放入砂锅内，加入
4碗清水煎至2碗，去渣取汁，再加
入蜂蜜拌匀即可。

金银花 30克

山楂 10克

蜂蜜 20克

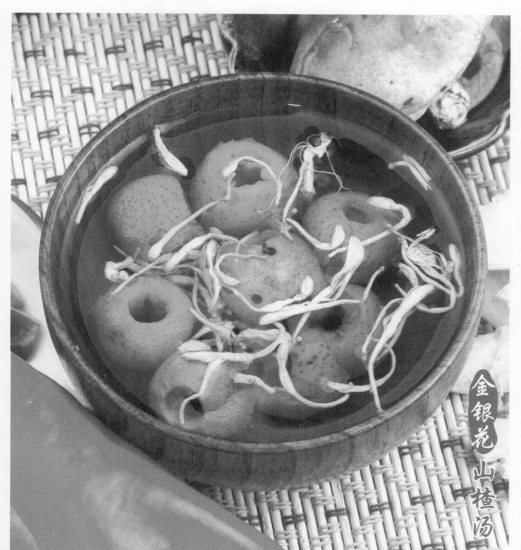

金银花山楂汤

香蕉陈皮汤

做法

①将香蕉剥皮，切成3段；陈皮用清水浸软，去白备用。

②将香蕉、陈皮放入锅内，加入适量清水烧沸，转小火煮15分钟，再加入冰糖煮至溶化即成。

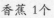
香蕉 1个

陈皮 1片

冰糖适量

做法

①将鸭梨洗净，去皮、去子，切瓣；西红柿用热水烫一下，去皮，切成块；洋葱洗净，切成丝。

②芹菜择洗干净，用沸水焯熟，捞出冲凉，切粒。

③锅中加入奶油烧至溶化，下入洋葱丝、西红柿块炒软，再加入适量水、精盐、番茄酱、蜂蜜、鸭梨煮沸。

④淋入葡萄酒，撒上芹菜粒即成。

 鸭梨 400 克

 奶油适量

 西红柿 1 个

 洋葱 1/2 个

 芹菜 2 根

 精盐

 番茄酱适量

 蜂蜜适量

 葡萄酒适量

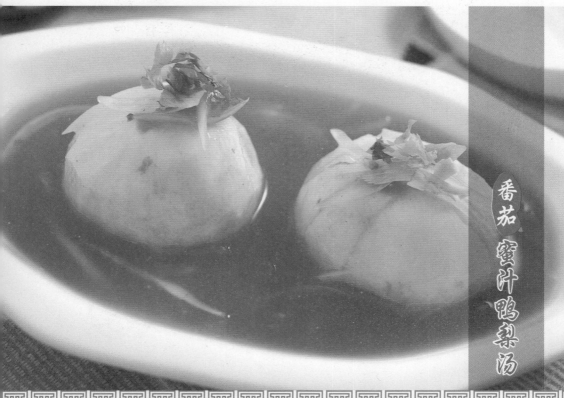

番茄 蜜汁鸭梨汤

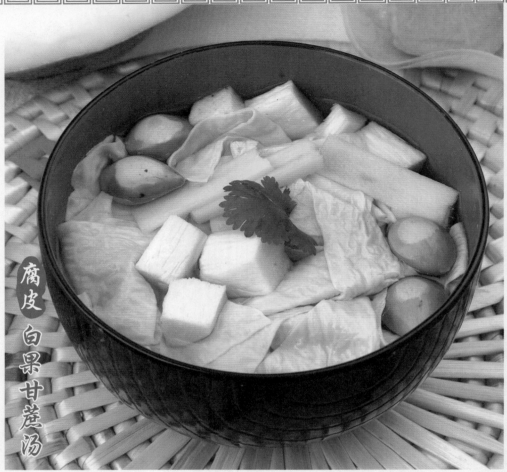

腐皮白果甘蔗汤

做法

①白果去壳取肉去心；甘蔗去皮切直段（直段易出味）；生姜切片；腐竹皮、香菜洗净备用。

②白果、甘蔗、姜片共置瓦煲，加水6～8碗，用小火慢煲2小时至白果熟透，再加入腐竹皮及香菜，煲片刻，汤即成。饮汤食甘蔗、白果，有人不喜欢香菜味道，可以不加香菜。

腐竹皮 2张

白果 12粒

甘蔗 750克

生姜 4片

香菜适量

做法

①将马铃薯用清水洗净，捣烂成泥，绞取汁。

②马铃薯汁先用大火后转小火煎熬浓缩。

③在锅中加入蜂蜜再煎。

④待煎至黏稠时，冷却装碗。

用法

　　用药膏涂抹痤疮部位，每日3次。

马铃薯 100克　　蜂蜜适量

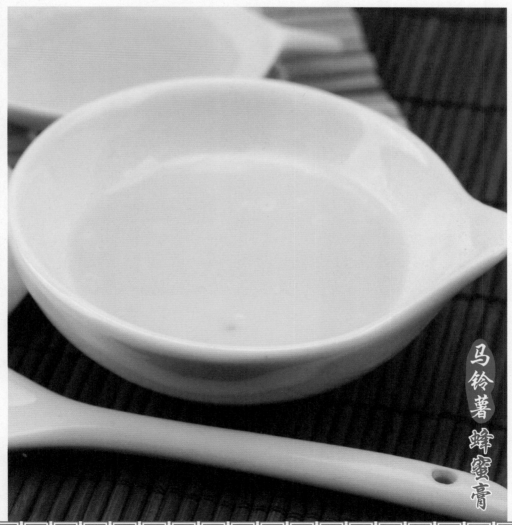

马铃薯 蜂蜜膏

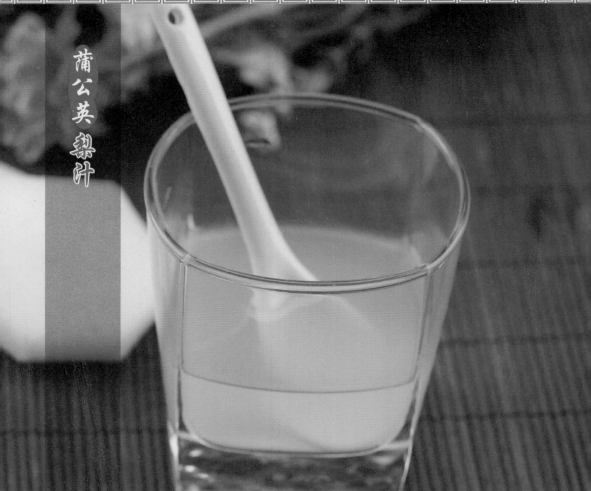

蒲公英梨汁

做法

①将蒲公英洗净，切段；鸭梨洗净，去
　核，切小块。

②将蒲公英和鸭梨榨汁，加少量水，加
　蜂蜜调味即可。

功效

　　蒲公英和鸭梨都有清热解毒的功

效。

蒲公英 30 克

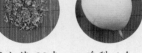
鸭梨 1 个

蜂蜜适量

做法

①将黄瓜洗净，切成小块；薄荷叶洗
　净；煮熟黄豆豆浆，晾凉。

②将黄瓜和薄荷叶榨汁，加入豆浆中
　即可。

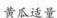
黄瓜适量

薄荷叶 3 片

黄豆豆浆 250 克

功效

　　具有润肤、抗衰老、收缩毛
孔、去除痘印的功效。

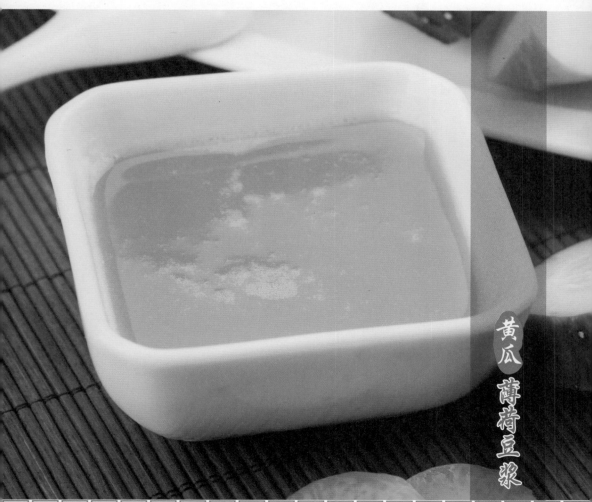

黄瓜 薄荷豆浆

按摩祛痘

面部有多处穴位，按中医理论，多按摩面部穴位，对面部皮肤十分有利，按摩能放松面部肌肉，使面色红润，增加皮肤活力，促使痘痘愈合。

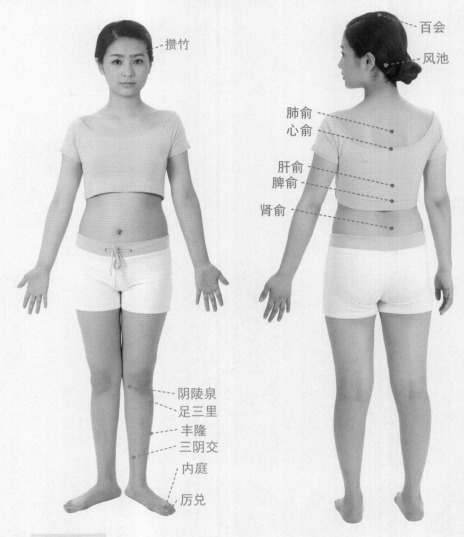

攒竹

百会
风池

肺俞
心俞

肝俞
脾俞

肾俞

阴陵泉
足三里
丰隆
三阴交
内庭
厉兑

选穴取穴

攒竹、百会、风池、肺俞、心俞、肝俞、脾俞、肾俞、阴陵泉、足三里、丰隆、三阴交、内庭、厉兑等穴。

按摩方法

步骤1 ➡

以双手拇指按揉背部肺俞、心俞、肝俞、脾俞、肾俞等穴，每穴3~5分钟。

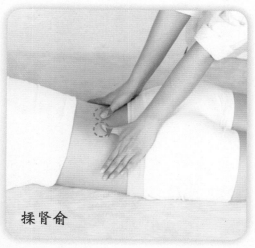

揉肾俞

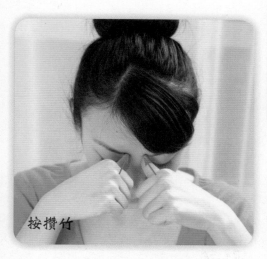

按攒竹

步骤2 ⬅

按揉头颈部的百会、攒竹、风池等穴，每穴2~3分钟。

步骤3 ➡

按揉下肢的足三里、丰隆、三阴交、阴陵泉、厉兑、内庭等穴，每穴1~2分钟。每日按摩1次，至愈为止。

小提示

在日常生活中，生活要有规律，保持患部清洁，不滥用化妆品和药物，不吃辛辣刺激性食物，多吃新鲜蔬菜和水果，不要抠、挤、挑患处，以免造成感染。

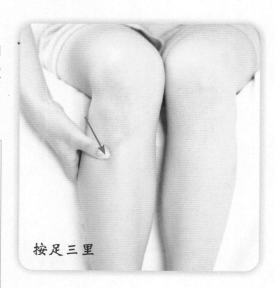

按足三里

荨麻疹

荨麻疹俗称风疹块。是由于皮肤、黏膜小血管扩张及渗透性增加而出现的一种局限性水肿反应，通常在2~24个小时内消退，但会反复出现新的皮疹。病程可迁延数日甚至数年。

引起荨麻疹的原因

荨麻疹的病因非常复杂，约3/4的患者找不到发病原因，特别是慢性荨麻疹。常见病因有食物及食物添加剂、吸入物、感染、药物、物理因素（如机械刺激、冷热、日光等）、昆虫叮咬、精神因素和内分泌改变、遗传因素等。

患荨麻疹之后的处理方式

患了荨麻疹之后，要注意皮肤的清洁卫生，经常洗澡，但要注意洗澡的水温不要太高。少用或者不用刺激性化妆品。被褥不要晒得太勤，不要用毛绒类的被褥或衣物，毛绒的东西很容易造成细菌感染，加重病情。不要抓挠皮肤，防止皮肤出血，继发皮肤感染。

每天都要让自己高高兴兴的，不要为荨麻疹的事耿耿于怀。特别是在荨麻疹病发期间，要学会放宽心态，情绪佳对于疾病好转非常重要。

有些荨麻疹是饮食引起的，特别是婴幼儿，对某些食物过敏可能就会引发这种病。发现过敏，就应该立即停止食用这种食物。对于成人来讲，应注意饮食均衡，选择清淡的食物，避免过量食用煎炸、油腻、腥鲜等食物。

一般情况下，轻微的荨麻疹使用外敷药很容易康复，但是有些人患的荨麻疹比较严重，应该配合一些内服药物，尤其是一些抗过敏药，最好找正规医院的医生推荐。

做法

①将土茯苓、木瓜片、米醋一起放入锅中。

②在锅中加入清水煎煮30分钟。

用法

　　每日饮1剂，至病愈为止。

土茯苓 30克　　木瓜片 15克　　米醋适量

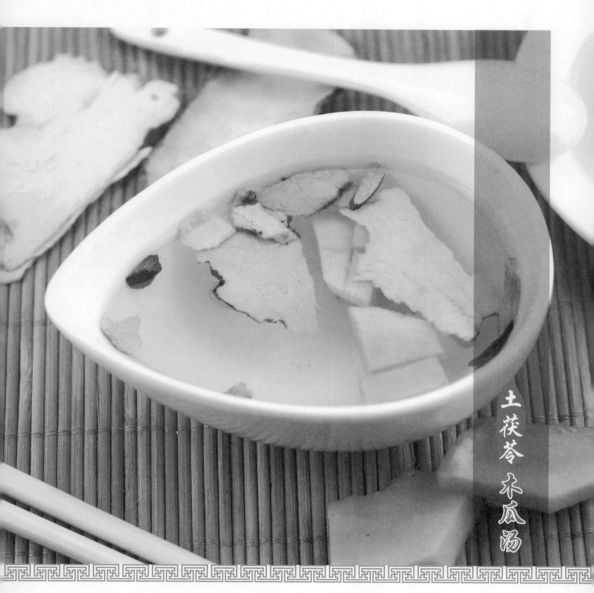

土茯苓 木瓜汤

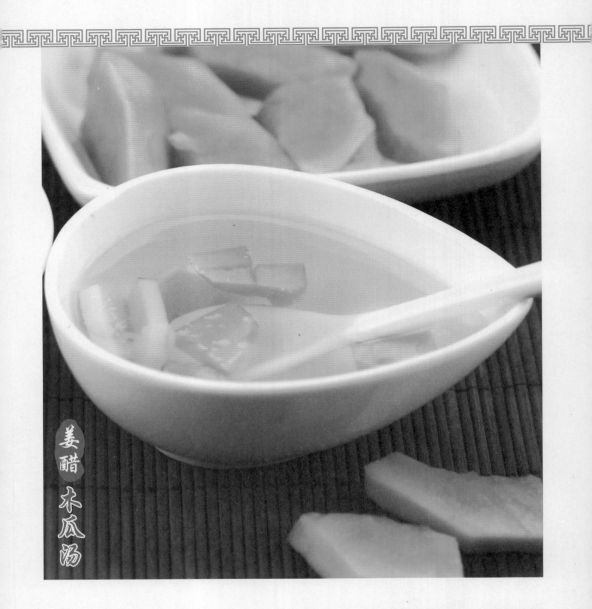

姜醋木瓜汤

做法

①将木瓜片、生姜一起放入砂锅中。

②在砂锅中加入米醋煎煮至沸。

用法

　　分早晚２次服用，每日１剂，连服
７～１０剂。

米醋100毫升

木瓜片 60克

生姜 9克

做法

①将黄豆、绿豆一起研磨成粉末。

②在混合粉末中加入清水1～2碗，搅拌
均匀，滤掉残渣，取其汁液。

用法

加入白糖调味，每日1剂，酌情服
3～4日。

黄豆 250克　　　绿豆 250克　　　白糖适量

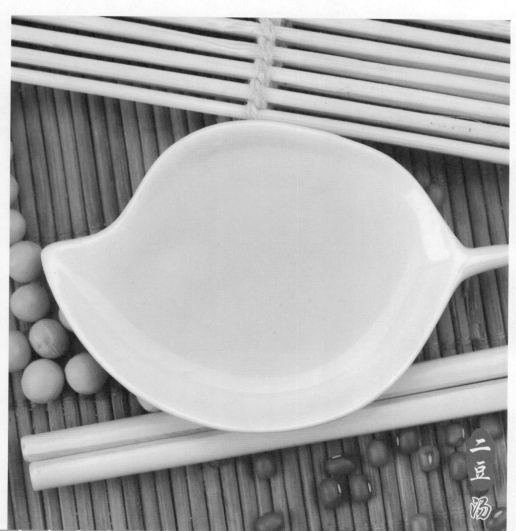

二豆汤

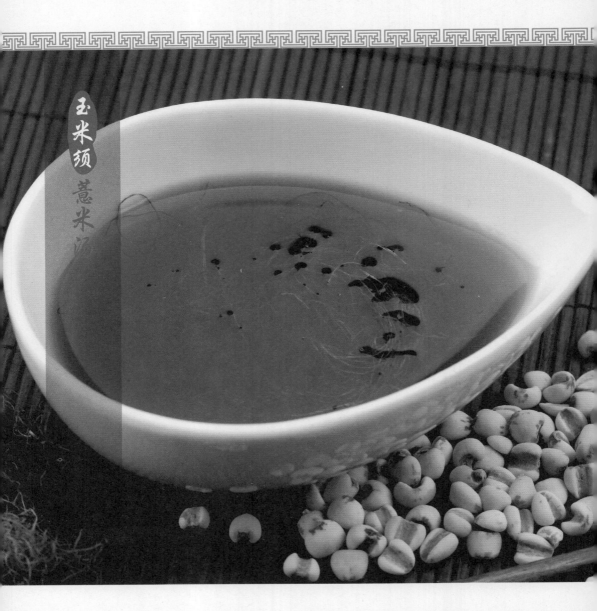

玉米须 薏米汤

做法

①将薏米、玉米须、红糖一起放入锅
　中。

②在锅中加入清水煎煮1小时。

用法

　每日1剂，酌情服8～10日。

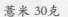
薏米 30克

玉米须 10克

红糖适量

做法

①将生姜洗净并切成细丝。

②将生姜丝、米醋、红糖一起放入锅中
  煎煮，滤掉残渣，取其汁液。

用法

  每次服1小杯，每日2～3次。

米醋100克

生姜 50克

红糖 100克

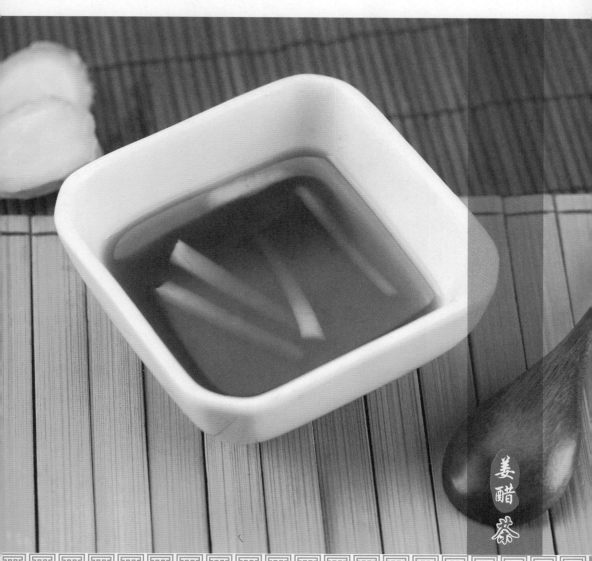

姜醋茶

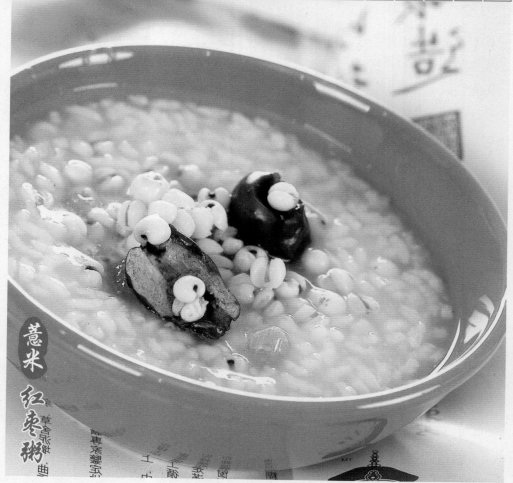

做法

① 将薏米、糯米分别放入清水中浸泡约5小时，淘洗干净。

② 将薏米放入沸水锅中煮40分钟，再下入糯米煮30分钟。

③ 放入红枣、白糖、冰糖煮至米粒开花，盛入碗中即可。

薏米 300克

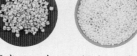
糯米 50克

红枣 150克

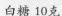
白糖 10克

冰糖 20克

做法

①猪瘦肉洗净，切厚片。

②玉米须、蜜枣洗净；怀山药、扁豆
浸泡1小时，洗净。

③把适量清水煮沸，放入以上所有材
料煮沸后改小火煲3小时，加精盐调
味即可。

猪瘦肉 500克　　怀山药 40克　　玉米须 20克

扁豆 30克　　蜜枣 15克　　精盐适量

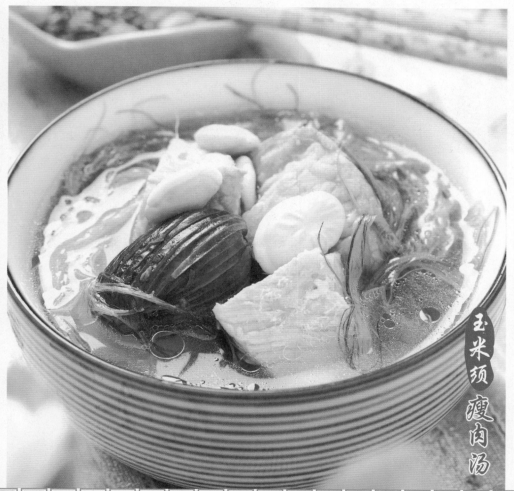

玉米须 瘦肉汤

丝瓜粉丝汤

做法

①将丝瓜去蒂，轻轻刮去少许外皮，洗净，切成滚刀块；粉丝用温水泡软。

②锅置火上，加入植物油烧热，先下入葱段爆香，再放入丝瓜块炒均匀。

③加入适量清水烧沸片刻，放入粉丝稍煮，加入精盐、味精、胡椒粉调好口味，出锅装碗即成。

丝瓜 250克

粉丝 25克

葱段 10克

精盐 3克

味精少许

胡椒粉 10克

植物油 20克

美发护发

　　一头浓密的头发给人健康有活力的印象。头发突然脱落，头皮鲜红光亮，中医学称为"油风"。可发生于任何年龄，常在过度劳累、睡眠不足或受到刺激后发生。要根据自己的症状选择相应的方法护理秀发。

辨证分型

血虚风燥型
脱发时间短，轻度瘙痒，舌淡苔薄白，脉细数。
气滞血瘀型
病程较长，伴有头痛，胸胁疼痛，舌紫红或绛，有瘀斑，脉沉细。
肝肾不足型
病程较长，甚至全秃或普秃，伴头昏目眩。舌淡苔薄白或剥脱，脉细。

小贴士

秋季是脱发的高发季节
　　秋天容易脱发，这是因为毛发代谢是呈周期性发展的，毛发代谢就如草木一样，到了秋天，处于休止期的头发占很大比例，秋季脱发当然要相对其他季节多了。

　　每个人头皮上平均约有10万个毛囊，每根头发都有2~4年的生长期，一个人每天掉50~125根头发是正常现象，但梳头时若脱发较多，并且毛发稀疏，则是不正常的脱发。

　　女性的脱发特点和男性有所不同，女性脱发总是不断地掉头发，越掉越多，使得头皮越发显露。另外，女性产后易脱发，这是产后头发更新速度与体内的雌激素水平有关，雌激素水平高时，头发更新速度慢；雌激素水平低时，头发的更新速度加快。怀孕期间雌激素水平升高，分娩后，升高的雌激素下降得很快，头发更新快，从而导致产后脱发。

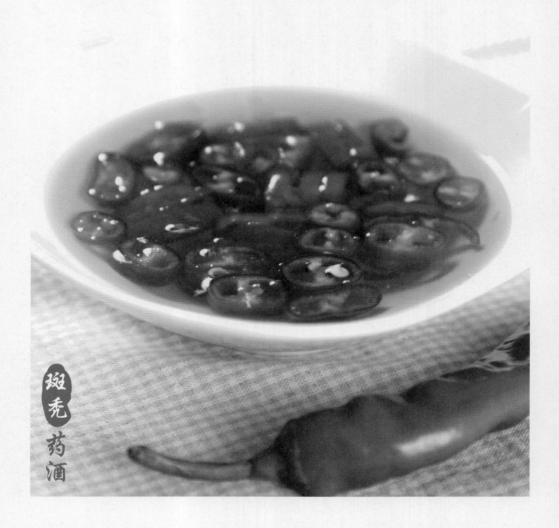

斑秃药酒

做法

　　将辣椒切碎，加入60度白酒中，浸10天左右，过滤去渣，即成辣椒药酒。

用法

　　用制好的药酒搽涂于脱发部位，每日数次。

辣椒 10克　　60度白酒 50毫升

做法

　　将制首乌、熟地、黑豆、黑芝麻、当归、川芎共研为粗末，浸入白酒中，密封浸泡15～20日即可。

用法

　　服用。每次服10毫升，每日3次。另用补骨脂、旱莲草各30克，浸烧酒外搽患处。

制首乌 35克

熟地 35克

黑豆 35克

黑芝麻 35克

当归 15克

川芎 15克

白酒 750毫升

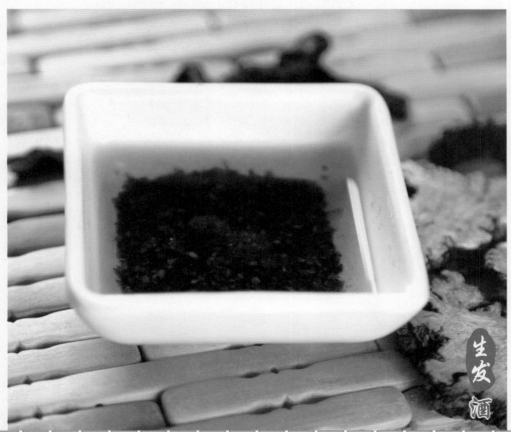

生发酒

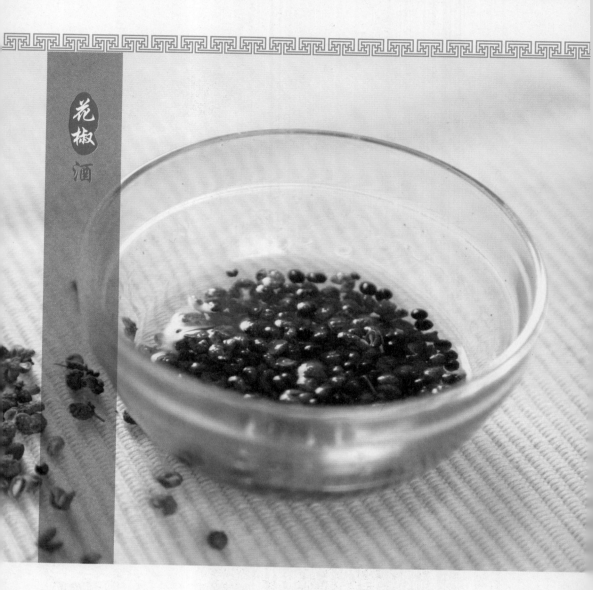

花椒酒

做法

　　将花椒加入酒精中浸泡7天，过滤去渣，即成花椒酒。

用法

　　蘸汁涂患处，每日3次。半月余可有绒毛丛生，再继续涂之即可恢复如初。

花椒 120克　　酒精 500毫升

做法

将僵蚕研细，黑芝麻捣碎，加入红糖后拌匀，放入茶杯内，倒入沸水，加盖后闷10分钟。

用法

每日服1次，空腹时服。

僵蚕 6 克

黑芝麻 30 克

红糖 30 克

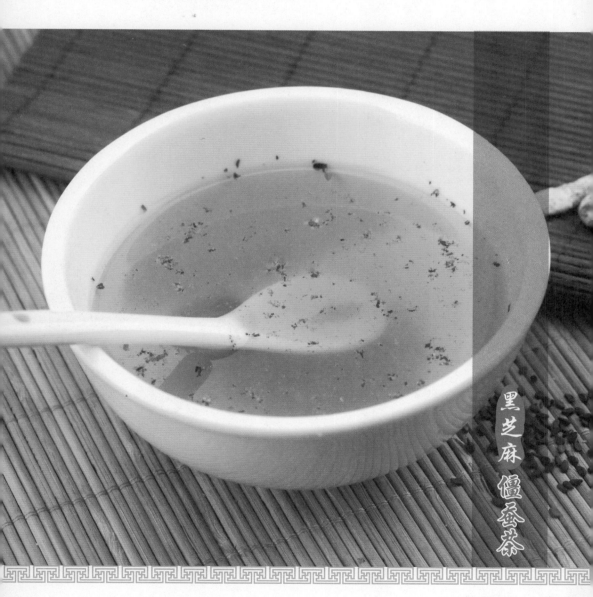

黑芝麻 僵蚕茶

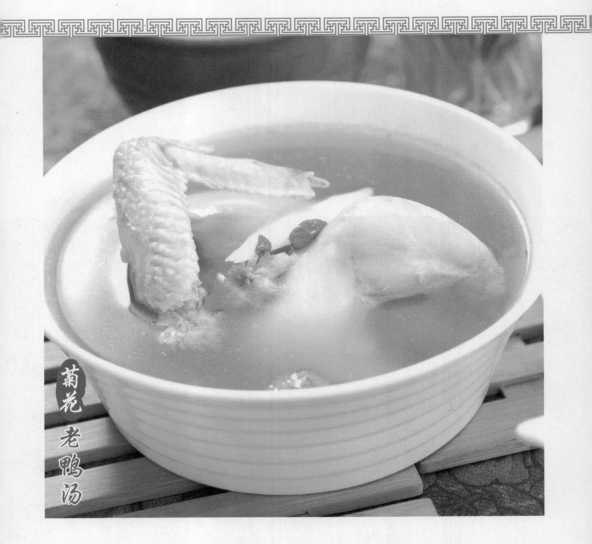

菊花老鸭汤

做法

①先把菊花、枸杞子用水浸泡，再把老
　鸭、冬虫夏草和西洋参放在砂锅里
　炖。

②炖到老鸭六七分熟时，倒入泡发的菊
　花和枸杞子，再炖40分钟。

用法

　　一周食用两次，将鸭肉和汤同食。

 老鸭 1 只

 枸杞子 12 克

 菊花 10 克

 冬虫夏草 5 克

 西洋参 6 片

做法

①将豌豆、冬虫夏草洗净，入沸水锅中焯烫，捞出；番茄洗净，去皮，切块备用。

②锅中加入老鸭汤、豌豆、冬虫夏草、番茄块、芹菜段，用小火煮沸，然后加入精盐、味精调味，出锅装碗即可。

冬虫夏草 30克

豌豆 30克

番茄 1个

芹菜段少许

精盐适量

味精适量

老鸭汤适量

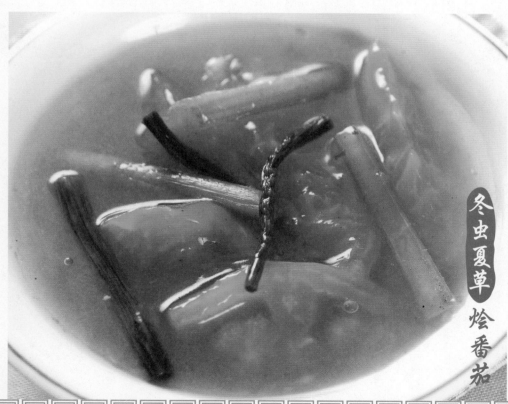

冬虫夏草 烩番茄

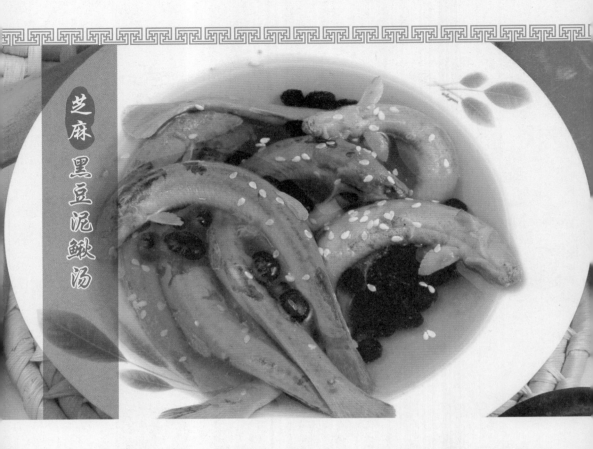

芝麻 黑豆泥鳅汤

做法

①黑豆、白芝麻分别放入清水中洗净，捞出沥净水分。

②坐锅点火，加入适量清水，放入泥鳅，加盖，待泥鳅全部烫死后，捞出洗净，沥干水分。

③净锅复置火上，加入植物油烧热，放入泥鳅煎至表面变黄，盛出待用。

④锅置火上，加入适量清水，放入黑豆、黑芝麻、泥鳅，先用大火煮沸，再转小火续炖至黑豆烂熟，然后加入精盐、味精调好口味，出锅装碗，即可上桌。

泥鳅 500 克

黑豆 30 克

白芝麻 60 克

精盐适量

味精适量

植物油适量

做法

①西芹择洗干净，切成小段；菠萝、猕猴桃去皮，切成小块；鸭梨去皮、核，切块备用。

②将猕猴桃、菠萝、西芹、鸭梨、薄荷叶放入果汁机中搅打成汁。

③倒入杯中即可。

西芹 50克

猕猴桃 2个

菠萝 150克

鸭梨 1个

薄荷叶 10克

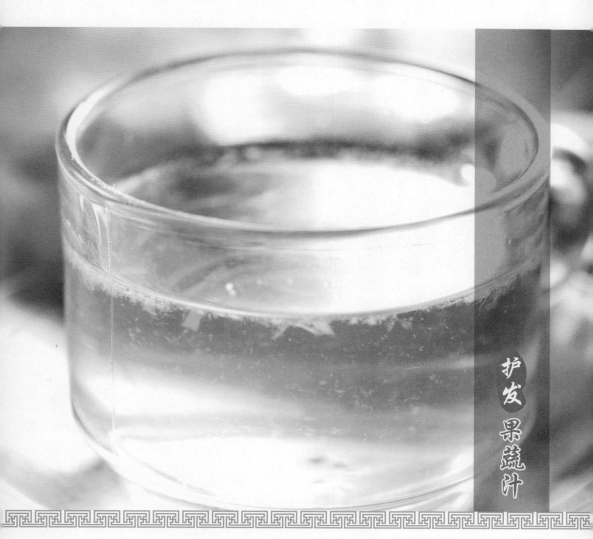

护发果蔬汁

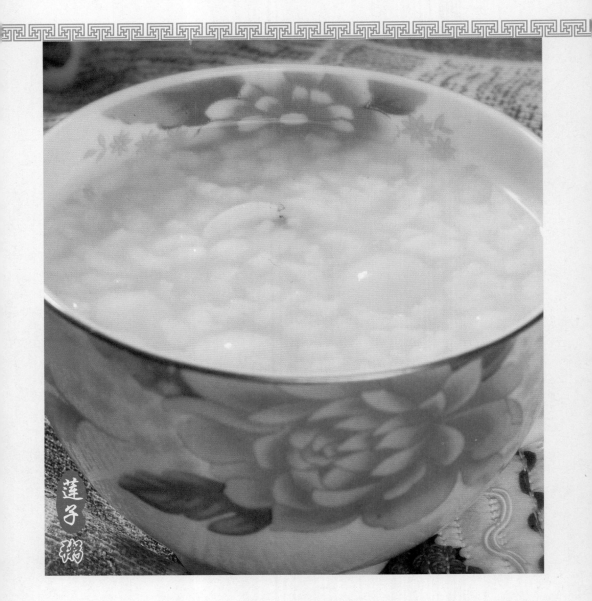

做法

①将莲子洗净，去心；大米淘洗干净，
　待用。

②莲子和大米放锅内，加水适量置大火
　上烧沸，再用小火煮40分钟，加入
　白糖搅匀即可。

莲子 15克　　大米 100克　　白糖 20克

做法

①将莲子去心，洗净。

②红枣去核；糯米用清水淘洗干净，备用。

③将糯米倒入砂锅内，加入红枣、莲子、桂圆肉、白糖、适量水，置大火上烧沸，再用小火熬煮至熟烂即成。

 桂圆肉 15克

 莲子 15克

 红枣 5枚

 糯米 50克

 白糖 15克

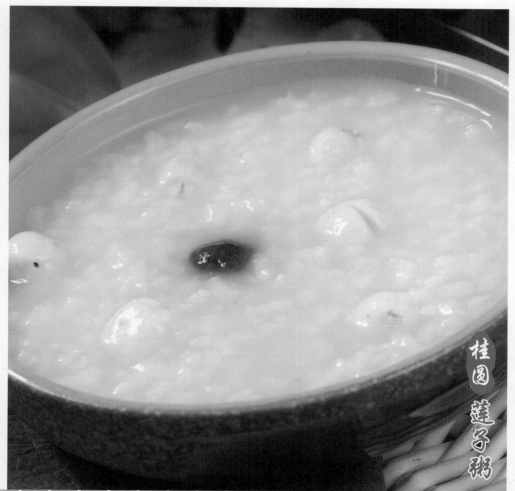

桂圆莲子粥

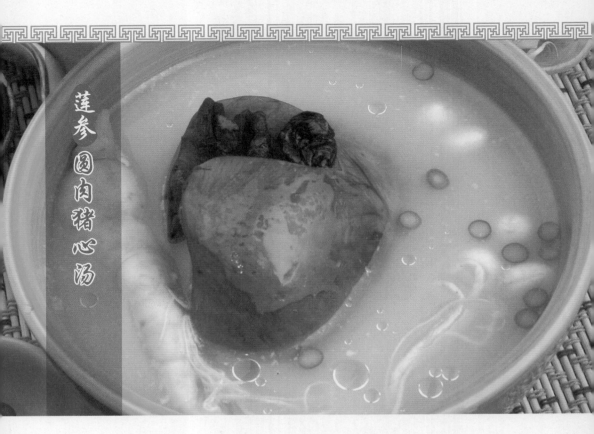

莲参圆肉猪心汤

做法

① 莲子去心；太子参洗净；桂圆去皮、核备用。

② 将猪心去肥油洗净，入沸水锅中，加入料酒焯烫去腥味，捞出待用。

③ 将生姜去皮，切成片备用。

④ 将全部原料放入砂锅中，再加入姜片、料酒、清水适量，先用大火煮沸，然后转小火煲2小时(或以莲子绵软为度)，加入精盐，淋入香油即成。

猪心 1个

莲子 60克

太子参 30克

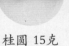

桂圆 15克

生姜 1块

精盐适量

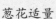

葱花适量

料酒 10克

香油少许

做法

①将薏米洗净，放入清水中浸泡3小时，其他原料均洗净备用。

②锅中倒入清水，放入薏米、芡实、莲子、百合、沙参、玉竹、红枣，用大火煮沸，再转小火煮45分钟。

③加入桂圆肉煮15分钟，再放入冰糖调味即可。

桂圆肉 30克

薏米 30克

芡实 50克

莲子 20克

百合 20克

沙参 20克

玉竹 20克

红枣 4枚

冰糖适量

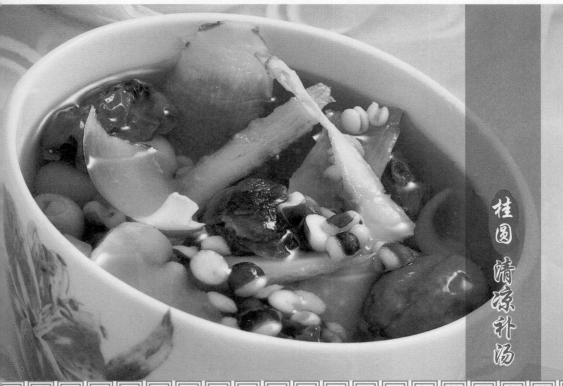

桂圆清凉补汤

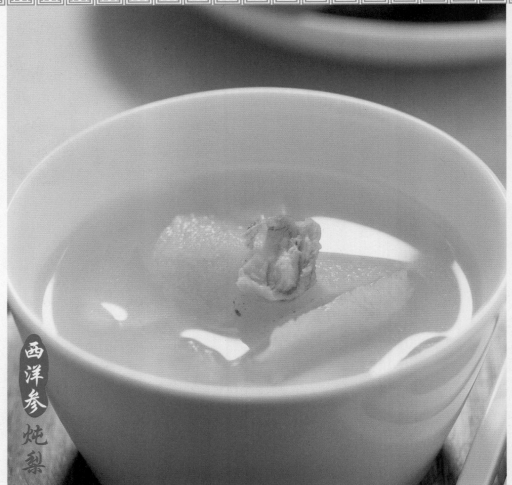

西洋参炖梨

做法

①将鸭梨洗净，一切两半，挖去果核；西洋参、川贝洗净备用。

②将鸭梨、西洋参、川贝、冰糖放入炖盅内，加入3杯清水，炖盅加盖，入锅用大火隔水炖20分钟即可。

鸭梨 1个

西洋参 15克

川贝 9克

冰糖适量

按摩养发

　　日常头部穴位按摩有助于促进头部血液循环，对头发的护养也有一定的帮助。

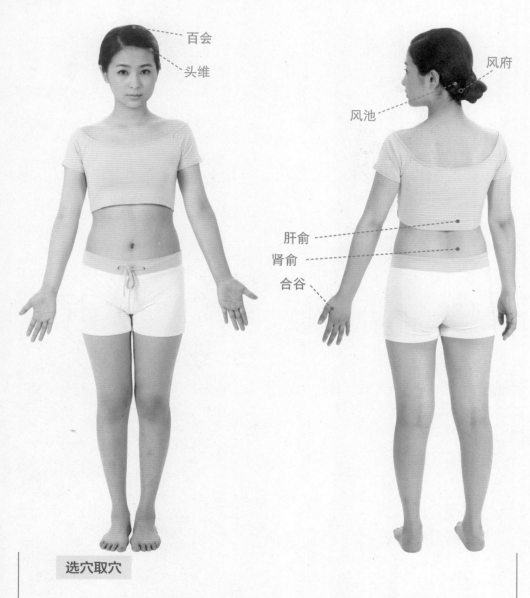

选穴取穴

　　百会、头维、风池、风府、肝俞、肾俞、合谷等穴及脱发区。

步骤 1 ➡

　　按揉背部肝俞、肾俞等穴，每穴5~6分钟。

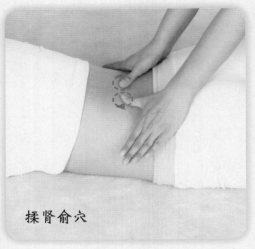

揉肾俞穴

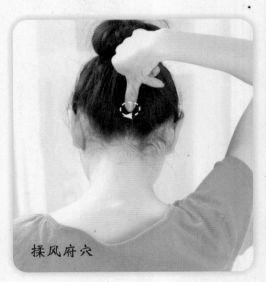

揉风府穴

步骤 2 ⬅

　　按揉头部百会、头维、风池、风府等穴及脱发区，每个部位3~5分钟。

步骤 3 ➡

　　用拇指按揉合谷3~5分钟。每日1次，每次25~30分钟。

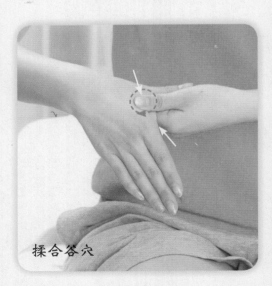

揉合谷穴

 小提示

　　按摩治疗脱发的同时，多食红枣、黑芝麻、核桃等养血生发之品，忌食辛辣及肥甘油腻的食物，宜戒烟酒。

刮痧护发

经常对头部进行刮痧，可使头发根部血液循环加快，发根坚固，发色黑润，从而疏通经脉，改善血液循环，宁神开窍，起到耳聪目明、醒脑提神、养生保健等作用。

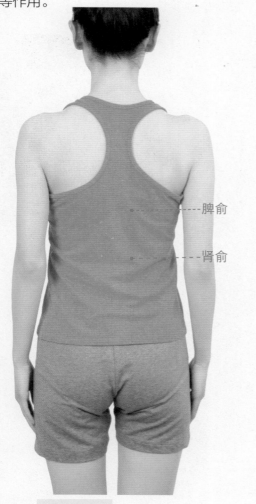

脾俞

肾俞

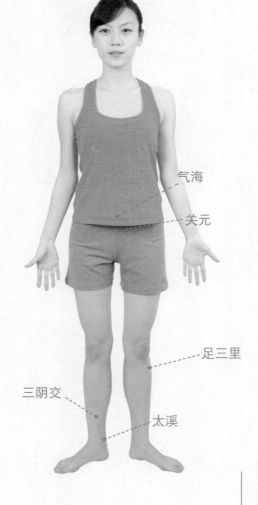

气海

关元

足三里

三阴交

太溪

选穴取穴

乌发、润发选足太阳膀胱经的脾俞、肾俞，足阳明胃经的足三里，足太阴脾经的三阴交，足少阴肾经的太溪，任脉的气海、关元。

刮痧方法

下肢 ⬇

　　刮拭足三里、三阴交、太溪，以刮拭部位呈现紫红色痧点为度。

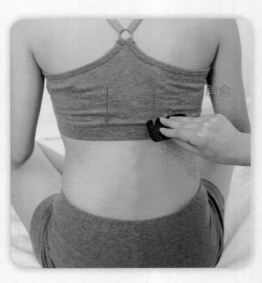

背部 ⬆

　　沿足太阳膀胱经走行，自上而下刮拭脾俞、肾俞。

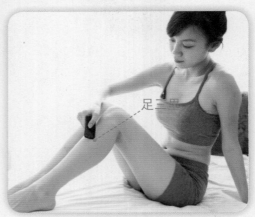

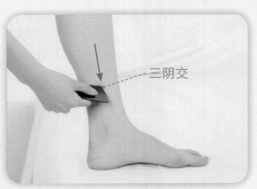

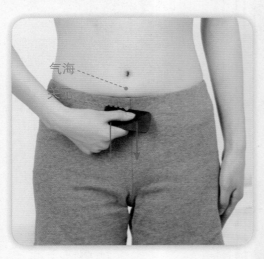

腹部 ⬆

　　沿任脉，自上而下，由气海穴刮拭至关元，重点刮拭气海、关元。

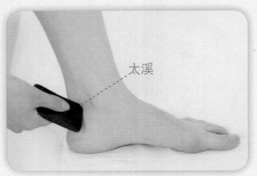

美眼明目

眼睛是心灵的窗口。不仅因为眼睛与人的容貌神韵有关，还因为眼睛是人类观察世界的重要器官，又是人类与外部世界沟通的渠道。每个人都希望自己有一双明亮、水灵的眼睛。平时的饮食中会摄取很多的营养物质，其中可以提高视力、能让我们拥有明亮双眸的营养素有蛋白质、维生素A、B族维生素、维生素C、锌、铜、硒、钙等。

✿ 小贴士 ✿

对视力有益的食物

青椒含大量的维生素、糖类、磷、钙、粗纤维和铁等，是蔬菜中维生素C含量较高的一种蔬菜。

杏含有适量的维生素C及丰富的维生素A，还含糖类、蛋白质、矿物质、多种维生素、脂肪等，是一种营养价值较高的水果。

枣的营养十分丰富，含有对人体有益的多种氨基酸，维生素含量高出苹果、香蕉几十倍，有"活维生素丸"的美称。

菠菜含胡萝卜素、糖类、磷、粗纤维、蛋白质、铁、钙等，它是营养价值极高的护眼佳品。

西红柿含有丰富的维生素、矿物质、糖类、有机酸及少量的蛋白质。因带酸性，所以可以保护维生素C在烹煮过程中不易受到破坏。

韭菜含有丰富的维生素A、维生素C，还含有蛋白质、钙、纤维素、磷、挥发油、铁等。此外，韭菜还含有抗氧化物质，具有调味、杀菌的功效。

以上食物都是日常常见食物，对我们的视力有一定的好处，平时经常食用以上食物，具有美眼明目、增强视力的功效。

山楂 决明 红枣 汤

做法

①山楂、红枣去核，洗净，决明子洗净备用。

②将山楂、红枣、决明子放入锅内，加入清水
　用大火煮沸，再转小火煲1小时。

③放入冰糖煮至溶化，出锅装碗。

用法

　　代茶饮用即可。

山楂 20克

决明子 15克

红枣 5枚

冰糖适量

做法

① 将红枣、百合洗净；桂圆去皮，取肉，放在一起用清水浸泡1小时备用。

② 锅中加入杏仁奶、冰糖烧开，再放入红枣、桂圆、百合、荔枝、草莓酱，然后转小火煮1小时即可。

杏仁奶 200克

红枣 100克

桂圆 100克

百合 50克

荔枝 50克

冰糖 10克

草莓酱 30克

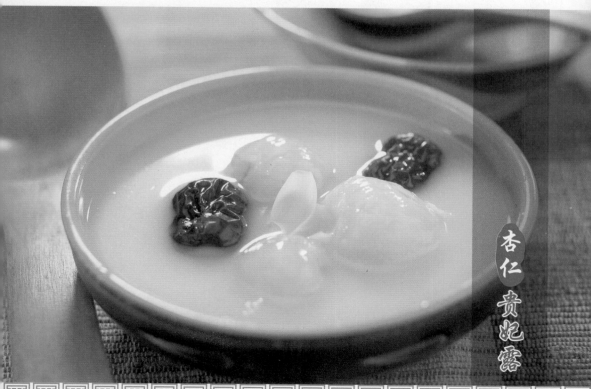

杏仁贵妃露

鸭梨枸杞糖水

做法

①将鸭梨去核，与胡萝卜分别洗净，切成小块备用。

②将除冰糖外的原料一同放入锅中煮沸。

③最后加入冰糖煮至溶化，关火晾凉，出锅装碗即可。

鸭梨 2个

胡萝卜 1根

枸杞子 10克

冰糖 30克

做法

①将胡萝卜去皮，洗净，切成条；鸭梨洗净，去皮、去核，切成块；菠菜择洗干净，切碎。

②锅中加入黄油烧至溶化，下入胡萝卜条炒至断生。

③倒入鸡高汤煮沸，然后放入鸭梨，加入精盐、胡椒粉煮至入味，撒入菠菜续煮2分钟即可。

鸭梨 200克

胡萝卜 3根

菠菜 50克

精盐适量

胡椒粉 3克

鸡高汤 8杯

黄油 30克

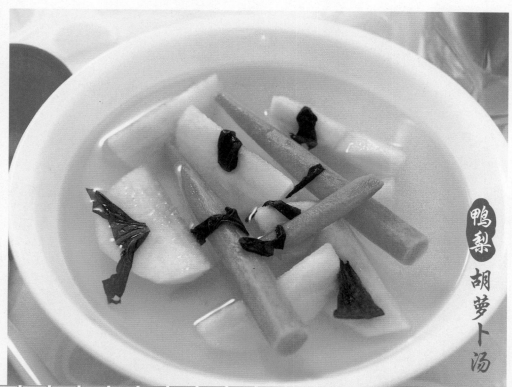

鸭梨胡萝卜汤

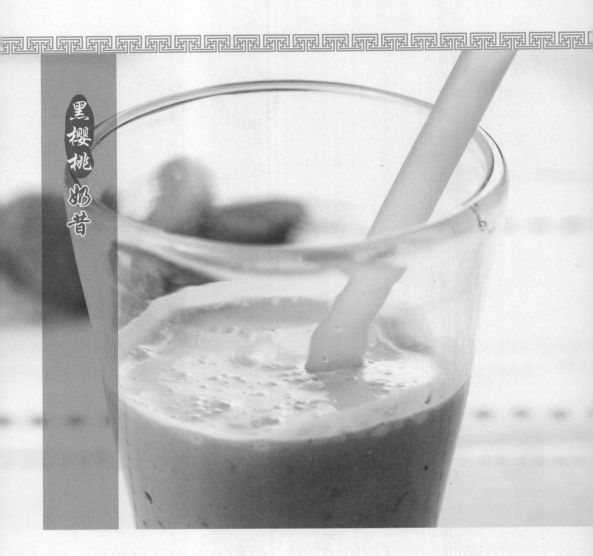

黑樱桃奶昔

做法

①将樱桃洗净，去核，切碎。

②将奶油冰激凌、牛奶、樱桃混合搅拌均匀。

③倒入杯中，再加入冰块拌匀即可。

牛奶 150克

奶油冰激凌 100克

樱桃 80克

冰块适量

做法

① 将时鲜水果（如香蕉、木瓜或其他水果）取其净
肉，切成片，放入碗内待用。

② 锅置火上，注入清水烧沸，放入白糖煮沸，撇去浮
沫；淀粉用水调稀，入锅勾薄芡，然后加入水果搅
匀，起锅盛入碗中。

木瓜 200克　　香蕉 2个

白糖 10克　　淀粉 15克

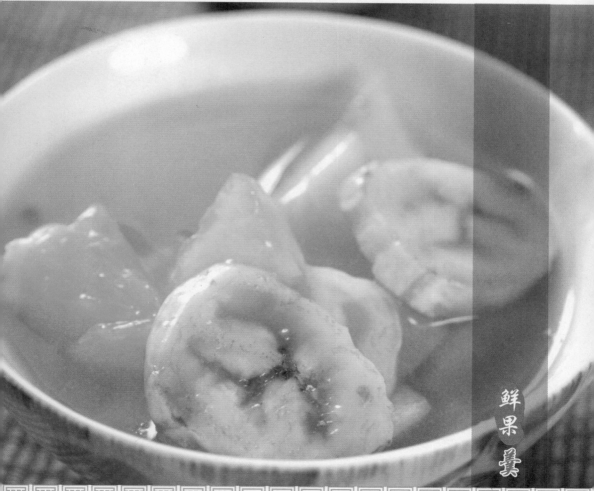

鲜果羹

决明
煎

做法

①将决明子研碎。

②将决明子、茶叶一起放入锅中。

③在锅中加水煎煮20分钟，过滤取其
　汁。

用法

　　将药汁涂敷于两侧太阳穴，药汁干
后再涂敷，每日数次。

决明子适量　　茶叶适量

做法

①菊花洗净备用。

②大米淘洗干净，放入砂锅内，加适量水，用大火烧沸，再用小火熬煮至半熟，加入菊花，继续用小火煮熟，酌情加冰糖煮至溶化即成。

菊花 15克

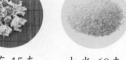
大米 60克

冰糖适量

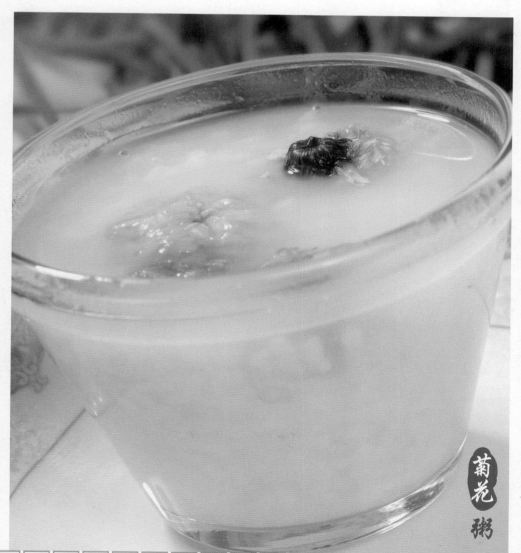

菊花粥

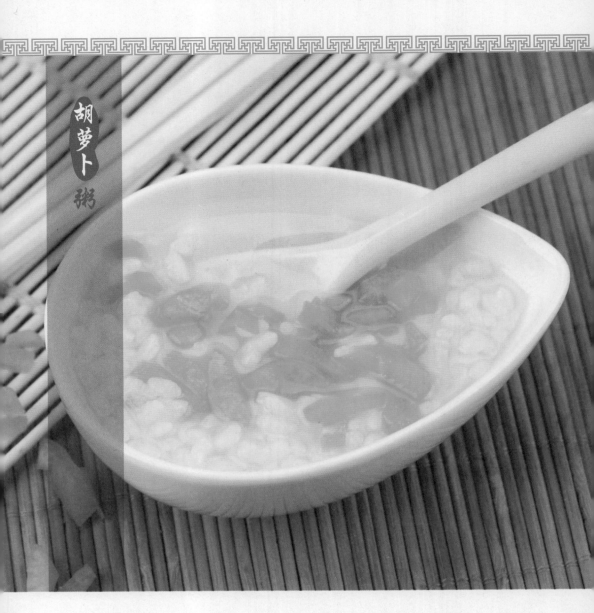

胡萝卜粥

做法

　　将鲜胡萝卜洗净，去皮，切小块；大米淘洗干净，与胡萝卜块一起加水熬煮成粥。

用法

　　每日1次，可长期食用。

胡萝卜 150克　　大米 100克

做法

　　银耳水发后撕成小片；鸡肝切薄片；在清水中放入银耳、鸡肝、枸杞子，煮至将熟，再放入茉莉花，再煮5分钟。

用法

　　每日服食1次。

银耳 15克

枸杞子 10克

鸡肝 100克

茉莉花 10克

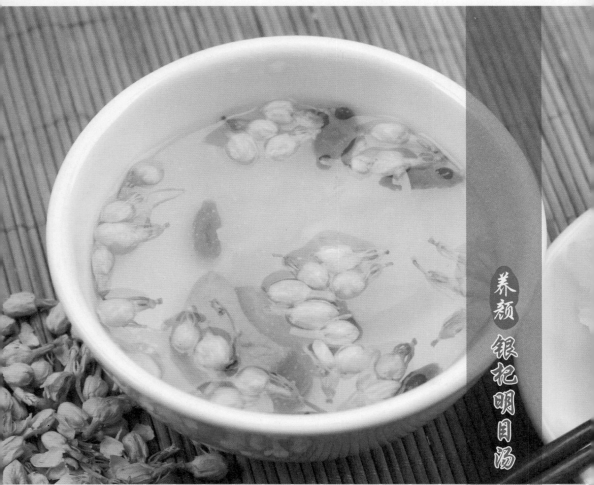

养颜 银杞明目汤

美唇护齿

嘴唇的色彩不仅能显示一个人的魅力，而且能显示出一个人的身体健康状况。首先我们知道正常人的嘴唇红润，干湿有度，润滑有光。如果上唇色发白就代表肠道虚寒，腹中胀气；如果下嘴唇变得苍白可能是胃部虚寒，需要及时调理胃部；有时候腹泻导致身体缺水也会引起嘴唇发白。如果嘴唇呈现青紫色，就说明身体的血液流动不畅，这种情况一定要引起重视。因为心脏病就会导致身体血液流通不畅，有中风倾向的人在发病之前都会有嘴唇发青的现象，这时一定要引起重视了；嘴唇潮红也是不健康的，虽然说嘴唇发红才是健康的标志，但健康的唇色是处于粉红色和艳红色之间，太过艳丽的唇色反而不健康，引起嘴唇潮红可能是湿气入体引起的，这时就要及时地祛除身体的湿气；嘴唇呈现深红色也是身体出现问题的信号，导致唇色深红说明身体的火气太过旺盛，比如说肝火太旺或是外部火气入体，如果发现唇色变得暗红就可以及时地降降火；有的人还会出现嘴唇周围一圈泛起黑色，这说明身体的肾和脾胃都开始有亏虚的现象了，往往还伴有湿气入体，食欲不振，消化较差，小便频多，这时就要引起注意了。

中医认为，任何局部病症都与人整体的健康状况有关。牙齿健康与肾脏的功能有着直接的关系。具体说来，易发生蛀牙、牙齿稀疏都和肾虚症有关，牙齿松动则是骨质疏松的标志之一。

古人说"百物养生、莫先固齿"，日常用旱莲草或甘草擦拭牙齿；用贝壳或山药、骨碎补等补肾的草药，磨粉后食用。前者清洁牙齿，后者补骨补钙。冬季是养肾的黄金季节，可以利用这个时机好好养肾，从根源上保护牙齿。

做法

①将罗汉果、柿饼洗净。

②砂锅内加入适量清水，放入罗汉果、
　柿饼、姜片，用大火煮沸。

③改用小火煮至汤汁浓稠，再加入料酒、
　冰糖调味，即可出锅装碗。

 罗汉果 1/2个

 柿饼 3个

 姜片 15克

 冰糖适量

 料酒少许

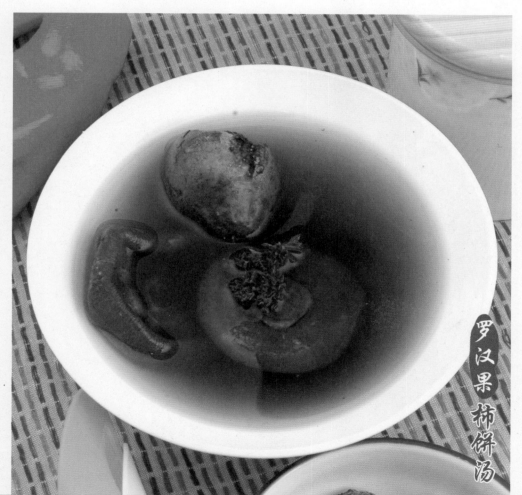

罗汉果 柿饼汤

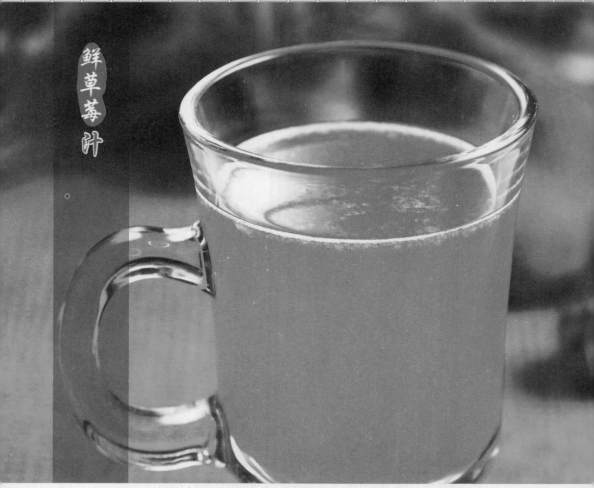

鲜草莓汁

做法

①将草莓去蒂后洗净，切成小块备用。

②将草莓和糖油一同放入果汁机中搅打
　成汁。

③倒入杯中后加入柠檬汁和冰块搅匀即
　可。

草莓 10个

糖油 20克

柠檬汁 5克

冰块适量

做法

①将橙子去皮、子及膜，取橙肉。

②将橙肉、糖油、矿泉水一同放入果汁
机中搅打成汁，倒入杯中即可。

橙子 2个

糖油 40克

矿泉水 80克

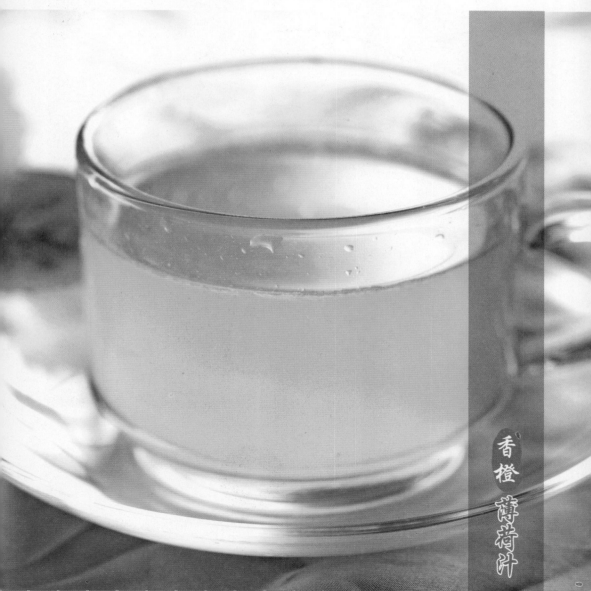

香橙 薄荷汁

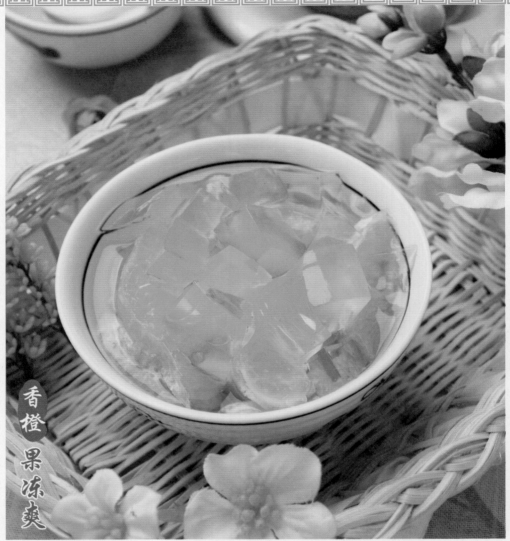

香橙 果冻爽

做法

①橙子去皮、子及膜，切块；果冻切成
　小块。

②锅里加适量的水，放入冰糖煮至溶化。

③加入橙肉煮沸，盛入碗里，晾凉后再
　放入果冻丁即可。

橙子 200 克　　　果冻 1 个　　　冰糖适量

做法

①将鲫鱼去鳞、去腮、除内脏，洗净沥干，切段，放入精盐、胡椒粉略腌备用。

②将苹果、鸭梨去皮及核，洗净，切大块。

③锅中放入植物油烧热，下入姜片爆香，再放入鲫鱼略煎，加入适量清水烧沸。

④加入鸭梨、苹果，用小火煲3小时，加入精盐调味即可。

鸭梨 2个

苹果 2个

鲫鱼 1条

姜片适量

精盐适量

胡椒粉少许

植物油 30克

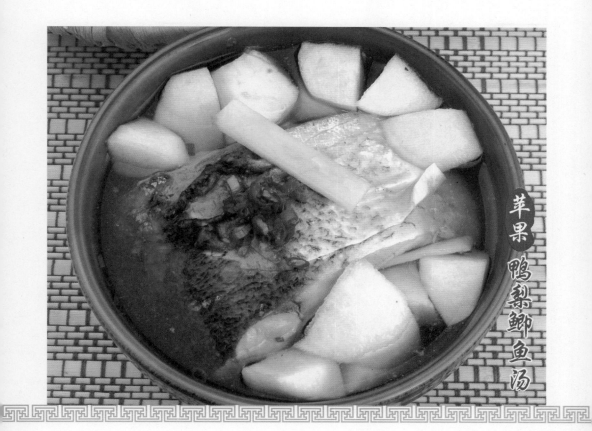

苹果鸭梨鲫鱼汤

美颈护手

有些女性有一个漂亮、白皙的脸蛋，但是仔细观察她的脖子或手，会发现脖子上有一些深深的褶皱，手上的皮肤也很粗糙。很多人都说细节决定成败，有时候通过一些小小的细节就能看出这个人平时的习惯。都说脖子和双手是一个女人的第二张脸，脖子和手的皮肤也都是藏不住的，"天鹅颈""纤纤玉手""玉瓷肌"等也是形容女人的美貌。每个女性都希望自己拥有一个天鹅颈。天鹅颈是形容纤细修长、光滑紧致的脖子，这绝对是性感、美貌的标志之一。女性朋友们在保养脸部的同时也要细心保养脖子。

打造天鹅颈的美颈操

1. 左右缓慢地摆动颈部。

2. 将颈部尽量上仰，直至感觉颈部皮肤牵拉到最紧，保持这样的姿势30秒钟。

3. 在锁骨与下颏之间，用左右手交替由下到上、由中间到两边做轻轻拍打动作。

手要爱护起来

对于女性来说，一双健康美丽的手不仅可以彰显出女性的高贵气质，更能折射出女性的心灵之美。人们常说的"心灵手巧"，也说明了我们的双手灵巧与否不仅体现了双手的健康问题，更可以映射出心灵的健康问题。

手长期暴露在外界环境当中，而且我们平时要用双手来应对学习、工作、生活中各种各样的事情，自然会在不知不觉中受到一定的伤害，所以手的保养不容忽视。

美颈护手除了使用化妆品、按摩等方法，还可以加入饮食调理，通过内调外养，促进全身的新陈代谢，达到美颈护手的目的。

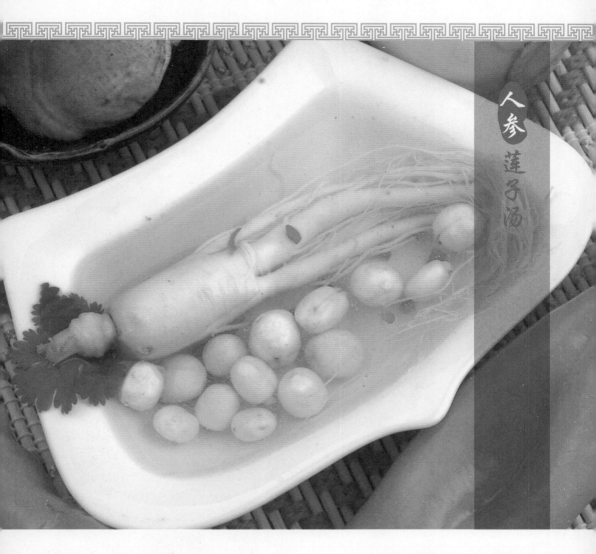

人参莲子汤

做法

①将人参洗净，莲子去心洗净，放入碗内，加清水适当泡发，再放入冰糖。

②将碗置蒸锅中，加入枸杞子，隔水蒸炖1小时即成。

用法

喝汤，吃莲子。

人参 10克

莲子 20颗

冰糖 30克

枸杞子 10克

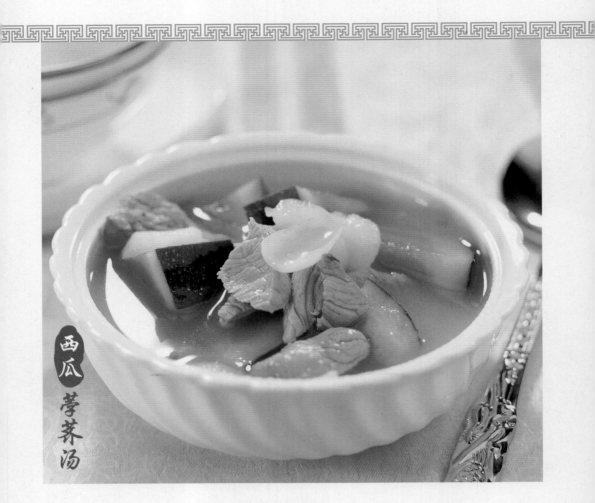

做法

① 将西瓜洗净，连皮切成厚片；荸荠去皮，洗净，对半切开；百合洗净；银耳浸软，洗净，剪碎；瘦肉洗净，切成片，入沸水锅中焯烫，捞出再洗净备用。

② 锅置火上，放入适量清水烧开，下入西瓜、荸荠、百合、银耳、瘦肉片烧沸，转小火煲2小时，再加入精盐调味即可。

西瓜 750克

荸荠 12个

百合 40克

银耳 20克

瘦肉 50克

精盐适量

做法

①将苹果去皮、核，香蕉去皮，切成小块备用。

②将奶油冰激凌、牛奶、苹果、香蕉放入果汁机中搅打均匀。

③倒入杯中，再加入冰块即可。

苹果 1个　　　香蕉 1根　　　冰块适量

牛奶 150克　　奶油冰激凌 100克

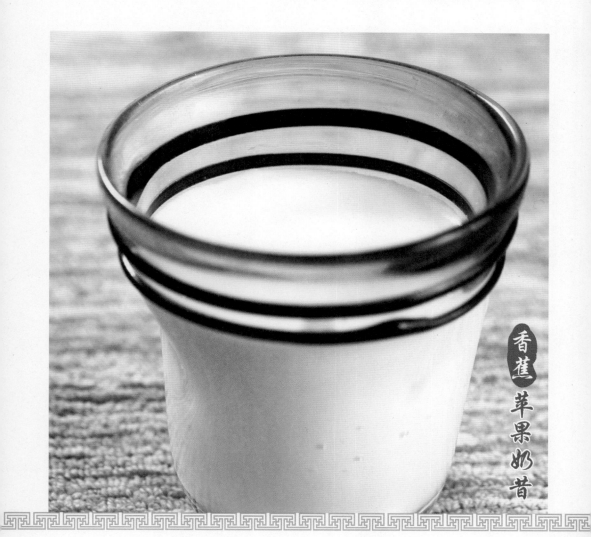

香蕉苹果奶昔

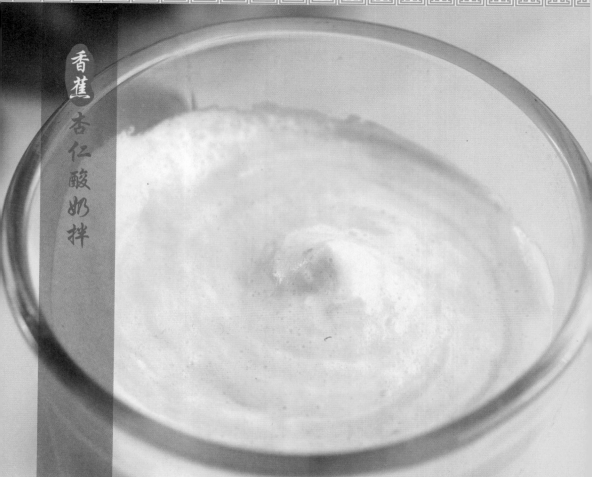

香蕉杏仁酸奶拌

做法

①将香蕉切成小块；杏仁烤香后切碎备用。

②将原味酸奶、牛奶、香蕉、蜂蜜混合搅拌均匀。

③倒入杯中，加入冰块、杏仁碎拌匀即可。

牛奶 150克

原味酸奶 75克

香蕉 1根

杏仁 50克

蜂蜜 30克

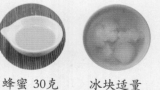
冰块适量

做法

① 大米淘洗干净，放入锅内，加适量水，大火烧沸后改小火煮熟成米粥。

② 牛油果洗净，去皮及核，捣烂成泥，放入碗中，加入面粉、玉米粉、精盐搅拌均匀成果糊。

③ 芋头洗净，削去外皮，用清水浸泡，沥净水分，切成细丝，均匀裹上一层牛油果糊。

④ 净锅置火上，加入植物油烧至六成热，下入芋头丝炸至酥黄，捞出沥油，放入煮好的大米粥中，再置火上稍煮即可。

大米 100 克

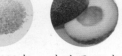
牛油果 75 克

芋头 200 克

精盐 5 克

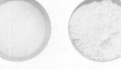
面粉 10 克

玉米粉 10 克

植物油适量

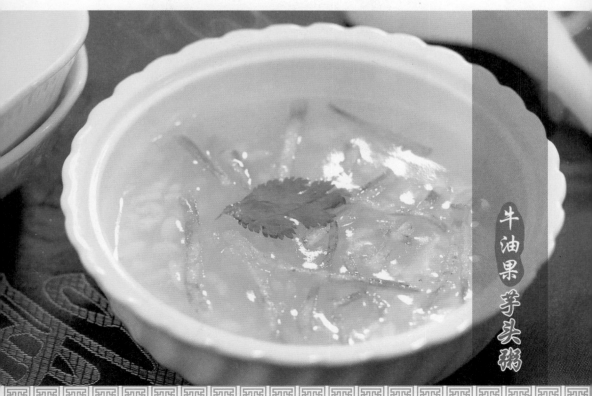

牛油果芋头粥

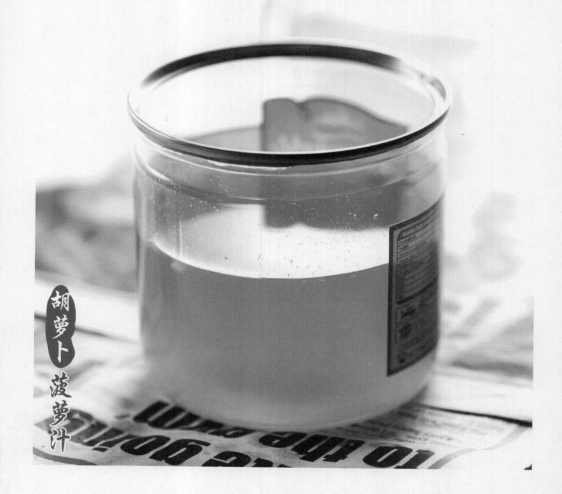

胡萝卜菠萝汁

做法

①将胡萝卜洗净，去皮，切成小块；菠萝切成小块备用。

②将菠萝、胡萝卜、糖油、矿泉水一同放入果汁机中搅打成汁。

③倒入杯中即可。

胡萝卜 150克　　菠萝 250克

糖油 20克　　矿泉水 100克

酒渣鼻

酒渣鼻又称玫瑰痤疮，本病主要发生于颜面中部，以鼻尖、鼻翼为主，其次为颊部、颏部、前额，常对称分布。多见于30~50岁人群，女性多见。皮肤表现为红斑、毛细血管扩张和有炎症的毛囊丘疹及脓疱等。

酒渣鼻的分期

1. 红斑期

红斑期又称红斑与毛细血管扩张期。发病时，颜面中部，特别是鼻、两颊、眉间及颏部出现红斑，对称分布，红斑初为暂时性，在进食辛辣食物或热饮、环境温度升高、感情冲动等情况下会出现面部潮红充血，甚至会有灼热的感觉。反复发作后鼻翼、鼻尖和面颊处出现浅表树枝状毛细血管扩张，局部持久性发红，常伴有鼻部毛囊孔扩大和皮脂溢出。

2. 丘疹期

在红斑与毛细血管扩张基础上，反复出现痤疮样毛囊样丘疹、脓疱。损害较深、较大时形成疖肿、囊肿。鼻部、面颊部毛囊口扩大，可在数年内此起彼伏，时轻时重。中年女性患者的皮疹常在经前加重。

3. 肥大期

肥大期又称鼻赘期，仅见于少数患者。由于长期充血，反复感染，鼻部结缔组织增生，皮脂腺异常增大，鼻端肥大，呈暗红色或紫红色。鼻部有增大结节，表面凹凸不平，形成赘瘤状，称为鼻赘。

除皮肤表现外，眼往往受累。临床表现为眼睑炎、结膜炎，偶可引起角膜炎和巩膜炎，患者可出现眼部干燥、异物感、流泪、畏光、视力模糊等症状。

还有一些特殊类型酒渣鼻，如类固醇性酒渣鼻，是由于局部长期使用类固醇皮质激素，导致皮肤变薄，毛细血管扩张加重，表面镶嵌囊样、圆形、位置较深的丘疹或脓疱、硬结，皮肤呈黑红色，自觉不适和疼痛。肉芽肿性酒渣鼻是一种特殊性酒渣鼻，常发生在面部口周，形成蝶状。

绿豆冬瓜汤

做法

①将绿豆洗净，放入高压锅中压制15分钟；冬瓜去皮、去瓤，洗净，切成厚片备用。

②坐锅点火，添入清汤，放入冬瓜片、精盐、味精略煮。

③加入煮好的绿豆，用中火炖煮10分钟，即可出锅装碗。

冬瓜 750克

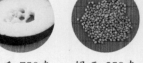
绿豆 250克

精盐 3克

味精 2克

清汤 1000克

做法

茭白洗净，切片，用水煮沸。

用法

每日1剂，连服10日。本方适用于肺胃积热者。服用此方同时，若将茭白洗净，捣烂成泥，睡前敷患部，次日晨洗净，可提高疗效。

茭白30～60克

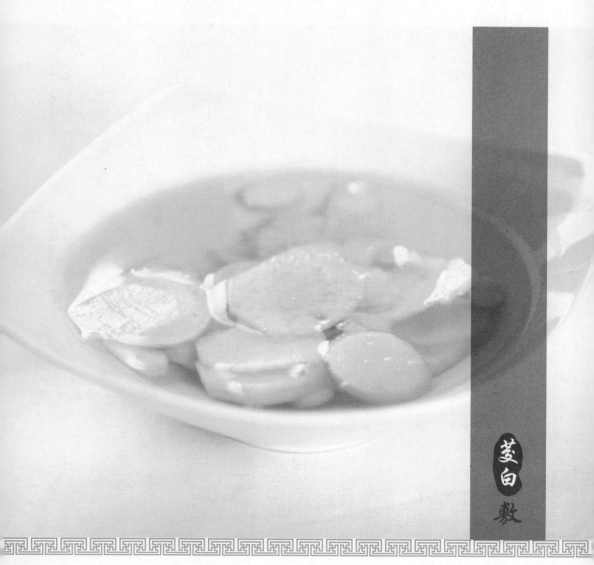

茭白敷

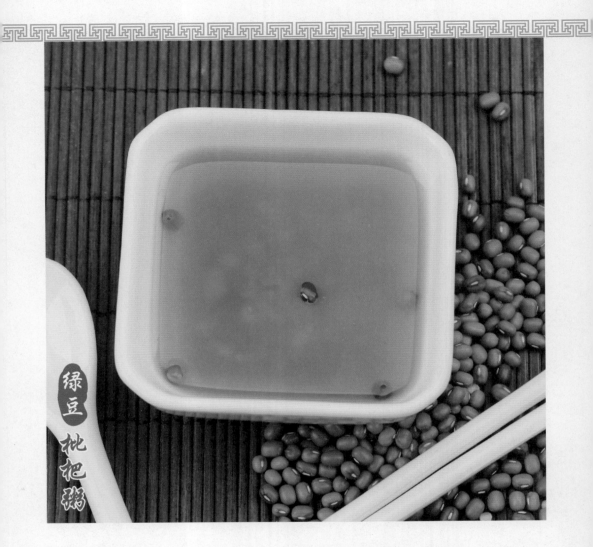

绿豆枇杷粥

做法

　　绿豆浸泡5小时，枇杷叶水煎取汁；绿豆、枇杷叶汁与大米同煮成粥，将熟时加入白糖调匀即可。

绿豆 30克　　枇杷叶 10克

白糖适量　　大米 100克

做法

冬瓜切开去外厚皮，用纱布绞汁。

用法

蘸汁涂鼻部，每日数次，至愈为度。

冬瓜 1 个

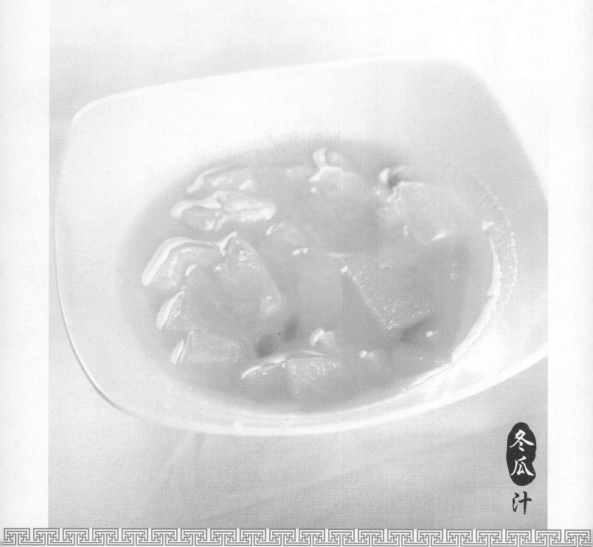

冬瓜汁

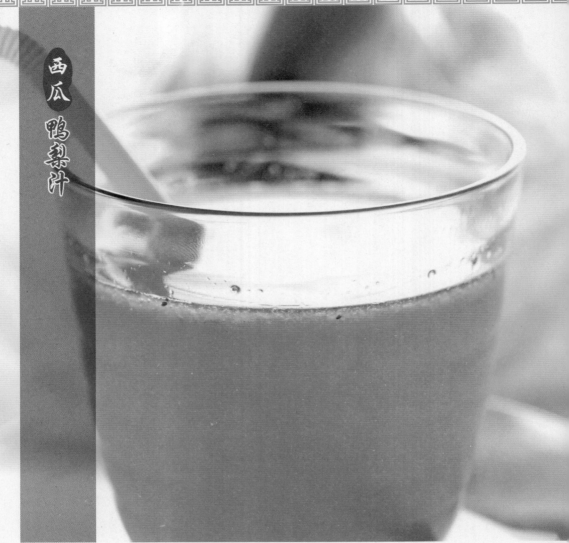

西瓜 鸭梨汁

做法

①将鸭梨洗净，去皮去核，切成小块；
西瓜去子，切块备用。

②将鸭梨、西瓜块一同放入果汁机中搅
打成汁。

③倒入杯中，再加入冰块即可。

鸭梨 1个

西瓜 250克

冰块适量

按摩缓解酒渣鼻

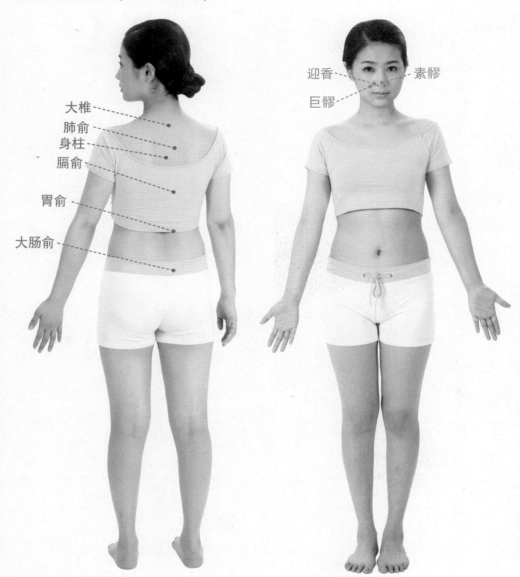

迎香　　　　素髎
巨髎

大椎
肺俞
身柱
膈俞

胃俞

大肠俞

选穴取穴

　　大椎、肺俞、身柱、膈俞、胃俞、大肠俞、迎香、巨髎、素髎
等穴。

按摩方法

步骤1

以示指指腹揉按巨髎、素髎、迎香等穴各5分钟。

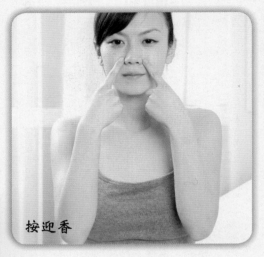

按迎香

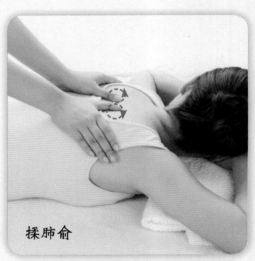

揉肺俞

步骤2

以双手拇指按揉双侧肺俞、膈俞、胃俞等穴及大椎和身柱3分钟。每日1次。

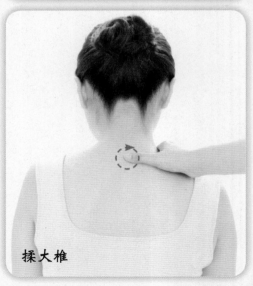

揉大椎

小提示

酒渣鼻患者平时应忌饮酒、辛辣刺激性食物，保持大便畅通，避免鼻部过冷或过热刺激，保持心态平和。如果有医嘱使用外用药，可和本方法进行配合治疗，效果更佳。

冻伤

冻伤是寒冷潮湿引起的人体局部或全身损伤。轻时可造成皮肤一过性损伤，要及时救治；重时可致永久性功能障碍，需进行专业救治。冻伤严重时可危及生命，需要紧急抢救。

冻伤分度

1. 一度冻伤表现为皮肤苍白、麻木，进而皮肤充血、水肿、发痒和疼痛。

2. 二度冻伤除皮肤红肿外，冻伤处还会出现大小不等的水疱，疼痛较重。

3. 三度冻伤则导致局部皮肤或肢体坏死，出现血性水疱，皮肤呈紫褐色，局部感觉消失。

冻伤的急救措施

对局部冻伤的急救措施是一点一点、慢慢地用与体温接近的温水浸泡冻伤处使之升温。若一时无法获得温水，可将冻伤部位放置于救护者的怀中或腋下复温。然后用干净纱布包裹患部，马上送去医院进行治疗。颜面冻伤时，应用接近体温的水浸毛巾做持续湿敷。

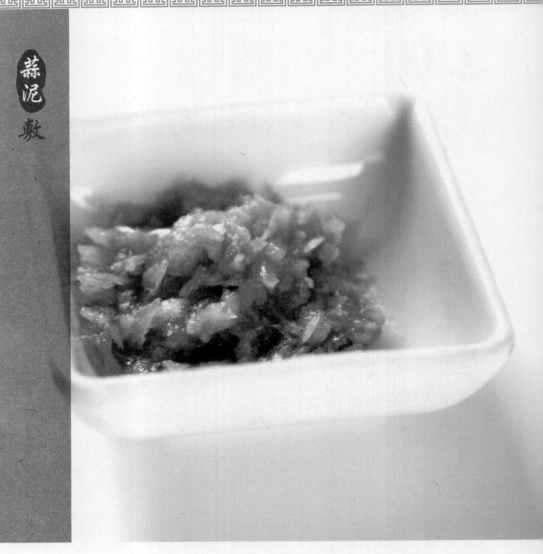

蒜泥敷

做法

　　将紫皮蒜捣烂。

用法

　　将捣烂的紫皮蒜，擦在常患冻疮
处，1日1次，连续5～7天，如皮肤起
疱，可暂停用。

紫皮蒜适量

做法

　　将茄蒂用水煎后取汁。

用法

　　用茄蒂液洗患处。

茄蒂适量

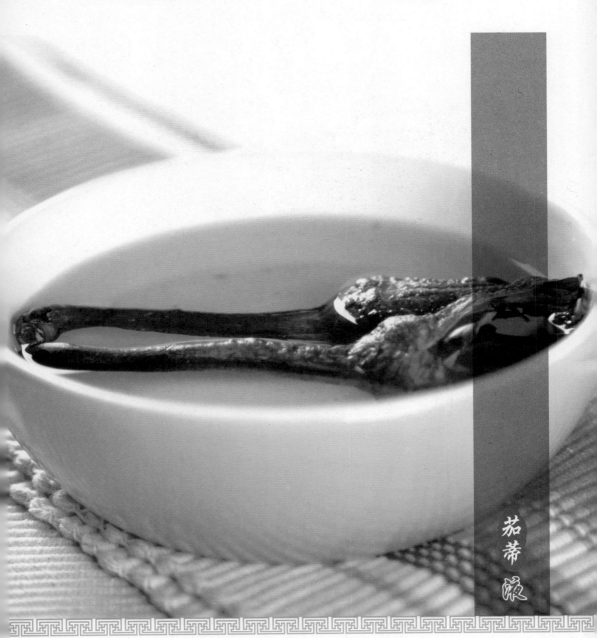

茄蒂液

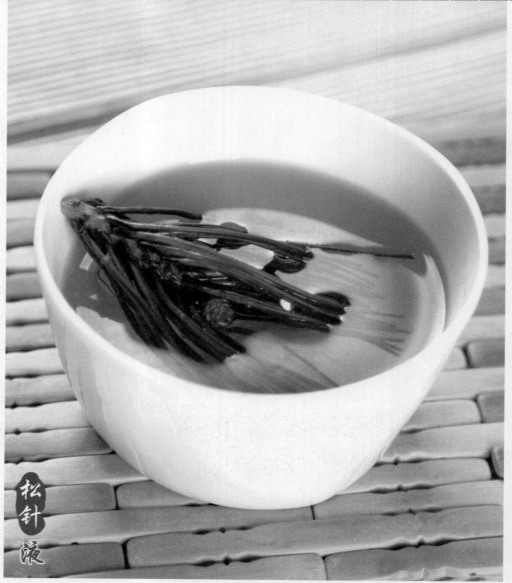

松针液

做法

  松针用水煎30分钟，过滤取汁。

用法

  用松针汁洗患处。

鲜松针适量

做法

将黄柏、大黄共研为细末。

用法

研好的细末撒患处，用纱布固定1小时。

黄柏 20克

大黄 20克

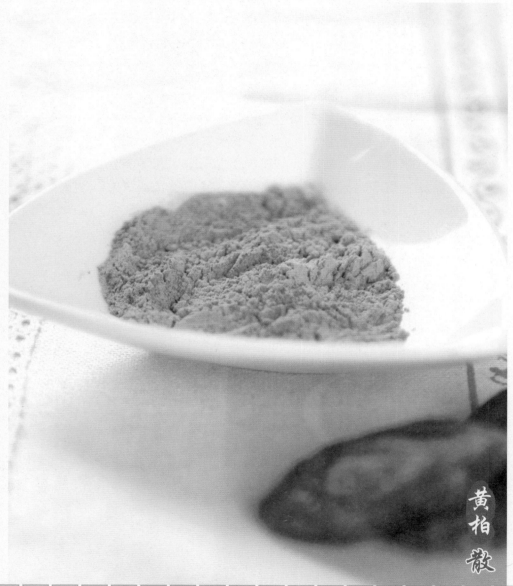

黄柏散

烫伤

日常生活中，经常会有皮肤烫伤的情况发生。烫伤是由无火焰的高温液体（沸水、热油、钢水）、高温固体（烧热的金属等）或高温蒸汽等所致的组织损伤。常见低热烫伤又可称为低温烫伤，是因为皮肤长时间接触高于体温的低热物体而造成的烫伤。当皮肤接触近60℃的温度持续5分钟以上，也有可能造成烫伤，这种烫伤就叫作低温烫伤；接触70℃的温度持续1分钟，皮肤可能就会被烫伤。

烫伤之后的紧急处理步骤

步骤一："冲"。是指烫伤后立即脱离热源，用流动的冷水冲洗烫伤面，降低烫伤面的温度，减轻高温进一步渗透所造成的组织损伤加重。

步骤二："脱"。这种方法是很多人都容易忽视的。被烫伤的部位有衣服、被褥等物品覆盖，若不脱去覆盖物，相当于没有脱离热源，仍然会加重伤情。所以如果烫伤部位上有覆盖物，边"冲"边"脱"才是正确的处理方法。

步骤三："泡"。是指脱下衣服后要继续把伤口泡在冷水中。泡冷水可持续降温，避免烫伤处起泡或加重病情。如果烫伤处出现小水疱，注意不要弄破水疱，及时去医院由医生处理。

步骤四："包"就是包裹伤面，送医院之前一定要包裹伤面，可在创伤处裹上一块干净的毛巾，切忌滥涂抹药膏。

步骤五："送"。最后这个"送"就是指送医就诊，寻求医生的救助。

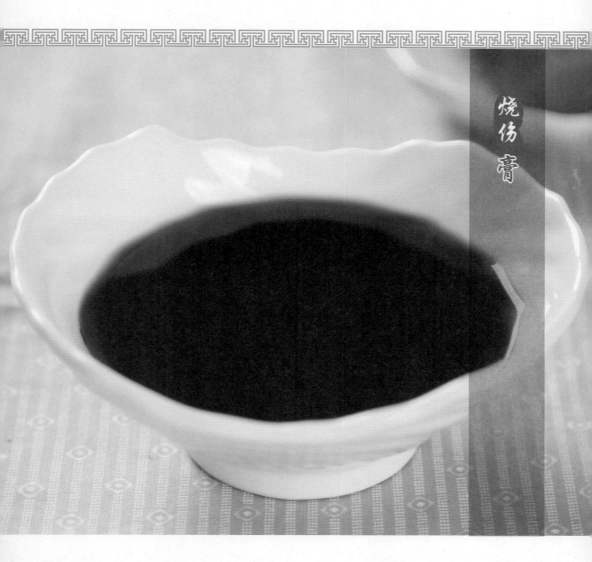

烧伤膏

做法

　　黄连研末，豆油烧热，放入紫草，待紫草软后去渣，加入黄连末、蜂蜡搅匀制成烧伤膏备用。

用法

　　将烧伤膏敷于患处，每日1次。

紫草 25 克

黄连 10 克

蜂蜡 50 克

豆油 50 克

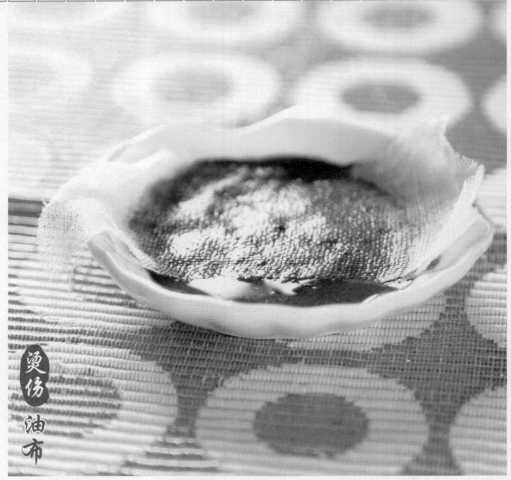

烫伤油布

做法

香油烧热，加入地榆、黄柏熬，最后加入大黄，待药油熬成枯黄色，去渣备用。

用法

纱布浸泡药油后，取出，敷于创面包扎。

大黄适量

地榆适量

香油适量

黄柏适量

做法

　　将黄连、黄柏、大黄共研为细末，以香油调成糊状，制成烫伤油膏。

用法

　　将烫伤油膏敷于创面，包扎固定，每日1次。有腐脓及红肿者不要用此方法。

黄连 3克

黄柏 6克

大黄 6克

香油适量

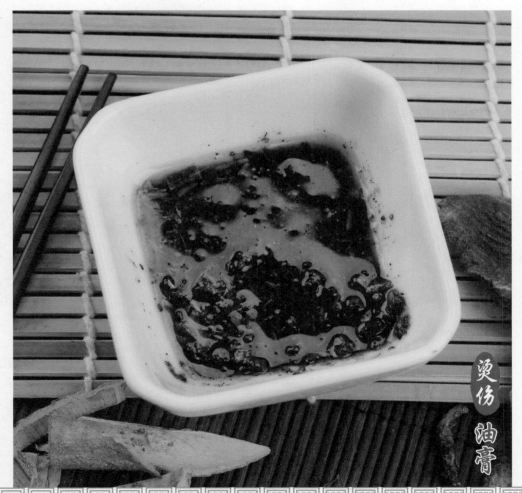

烫伤油膏

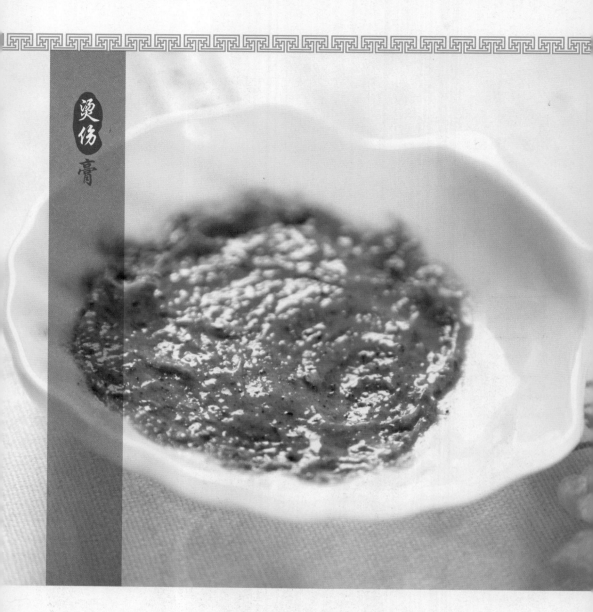

烫伤膏

做法

将地榆研末，与乳香末、凡士林共同
调匀成膏。

用法

将制作好的烫伤膏，涂在纱布上敷于
创面。

地榆 30克

乳香末 20克

凡士林 50克

做法

　　将生地、黄连、栀子、白芷、葱白用水熬成浓汁，去渣，调入香油，制成清凉膏备用。

用法

　　将制作好的清凉膏，敷于创面。

生地 50克

黄连 50克

栀子 50克

白芷 50克

葱白 10根

香油 50克

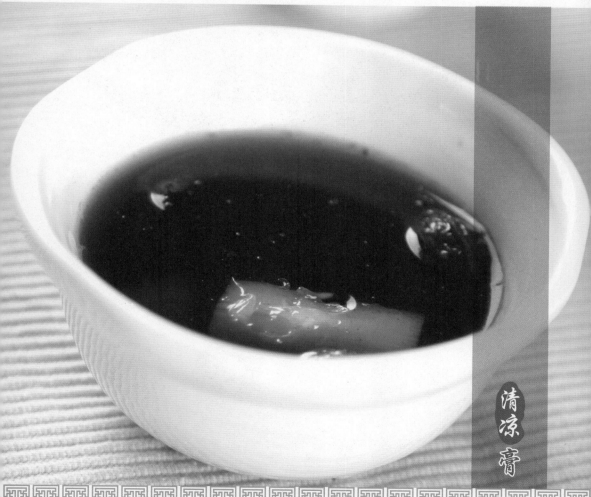

清凉膏

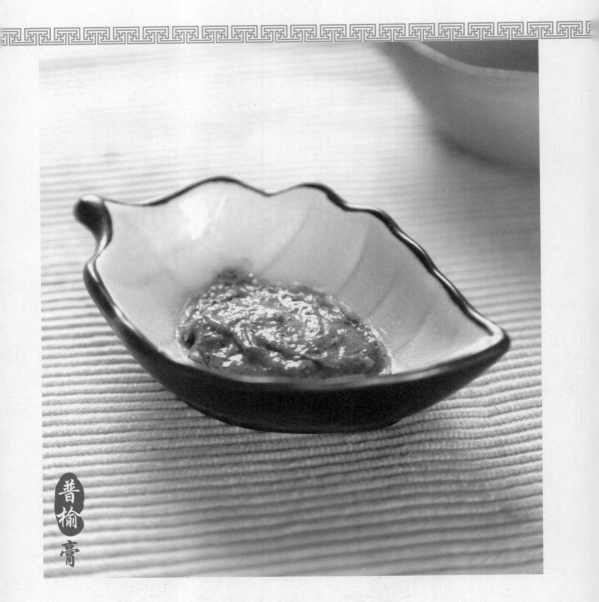

普榆膏

做法

地榆研末，与普连膏混匀制成普榆
膏。

用法

将普连膏与地榆末的混合物，敷于
创面。

地榆 50克

普连膏 450克

做法

将豆油烧热,放入蜂蜡至溶化,冷却后
制成蜂蜡豆油膏。

做法

　　将蜂蜡豆油膏敷于创面。

蜂蜡 100克　　　豆油500克

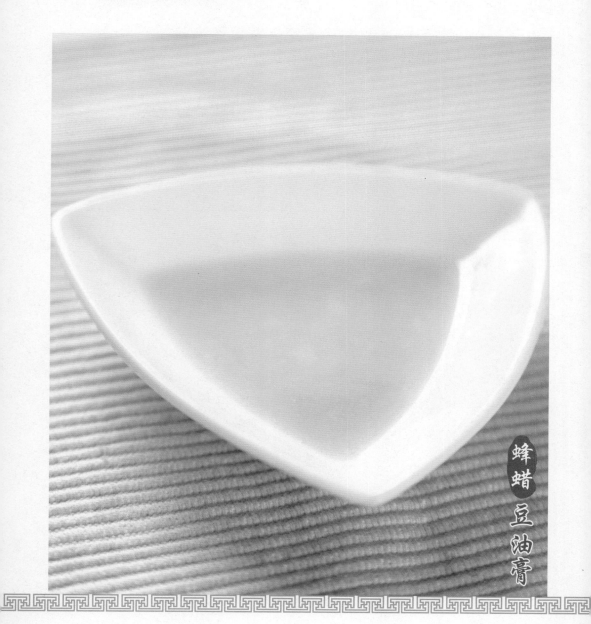

蜂蜡豆油膏

口 臭

口臭，就像公共场合中的一张尴尬"名片"。无论一个人的外表多么光鲜，如果张嘴就有一股难闻的气味，便会让人在浑然不觉中变成不受欢迎的人。

最常见的口臭原因

第一种是因为食物残留在口腔中发酵，形成腐败物。

第二种是口腔中有炎症，如牙周炎、牙龈炎等。

第三种导致口臭的原因，就是人们常说的"肠胃热、胃火旺"。

研究发现，90%以上的患者的口臭是由幽门螺旋杆菌以及胃溃疡、肠溃疡、胃炎、便秘等胃肠疾病引起的，这类患者若没有及时去专业的医院进行检查，相关联的胃肠疾病就可能会不断恶化，从而导致口臭问题愈来愈严重。

如何改善口臭

注意口腔卫生可以改善口臭引起的尴尬境遇。应该选择正确的刷牙方法，坚持每天至少刷2次牙齿，并养成进食后漱口的习惯。保证舌面清洁也是非常重要的。由于80%～90%的口臭是来源于舌头的，因此，口腔医生会告诉口臭患者正确使用舌刮匙来清洁舌面。还可以通过医疗手段找出主要病原菌，选用能有效抑制舌面微生物生长的漱口水进行口腔抗菌。漱口水能维持口腔正常菌群的生态平衡，防止菌群失调引起的疾病。刺激唾液分泌或使用替代物。由于唾液具有抗菌、杀菌、清洁口腔的作用，治疗中还应考虑增加唾液的量和流速，增强舌的运动。咀嚼富含纤维的食物或嚼口香糖等都有利于减轻口臭。

做法

①将生芦根洗净，放入砂锅内，加水适量，置大火上烧沸，再用小火熬煮15分钟，去渣，留汁待用。

②将大米淘洗干净，放入砂锅内，将芦根汁倒入盛有大米的锅内，置大火上烧沸，加入芹菜，再用小火熬煮至熟，加入白糖即成。

芹菜适量

生芦根 30克

大米 50克

白糖 15克

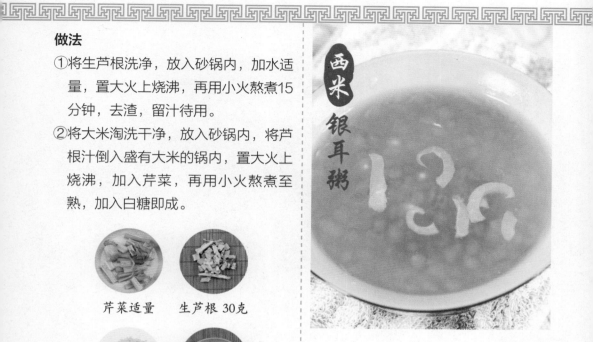

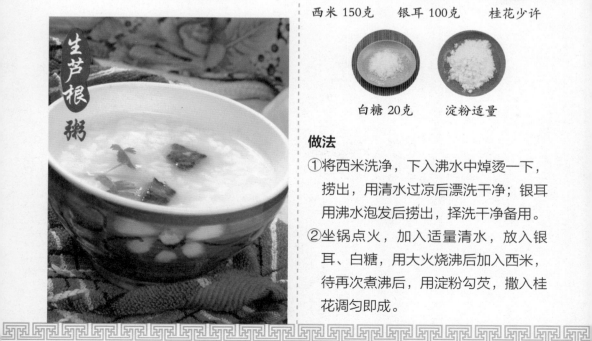

西米 150克

银耳 100克

桂花少许

白糖 20克

淀粉适量

做法

①将西米洗净，下入沸水中焯烫一下，捞出，用清水过凉后漂洗干净；银耳用沸水泡发后捞出，择洗干净备用。

②坐锅点火，加入适量清水，放入银耳、白糖，用大火烧沸后加入西米，待再次煮沸后，用淀粉勾芡，撒入桂花调匀即成。

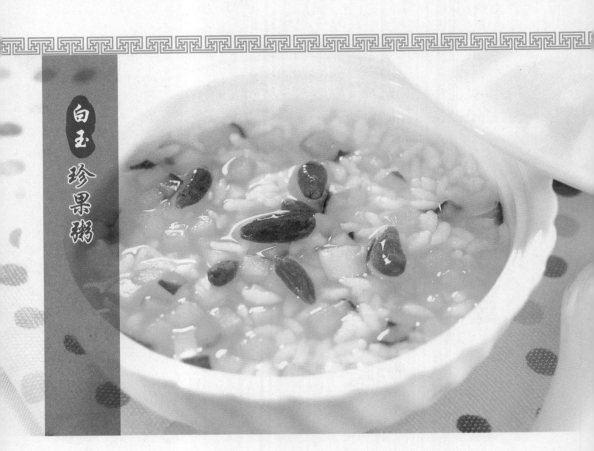

白玉珍果粥

做法

①电饭煲中加入水，放入
大米、百合、枸杞子、
白果一起煮成粥。

②黄瓜切丁，加入精盐、
醋、白糖、香油、酱油
拌匀；锅中放少许香
油，下辣椒炸香后倒入
黄瓜中。

③将黄瓜丁倒入锅中，搅
拌即成。

大米 100克

百合 10克

枸杞子 10克

白果 15克

黄瓜 15克

精盐 3克

白糖 3克

酱油 3克

醋 3克

香油 3克

辣椒少许

做法

①荔枝去核，洗净；大米用水淘洗干净；将上述材料同置砂锅内，加入料酒、精盐，加清水适量。

②砂锅置于大火上烧沸，再用小火熬煮成粥即可。

用法

可以当正餐食用，每次吃粥100克。

荔枝 7颗

大米 100克

精盐 2克

料酒 5克

清水 5克

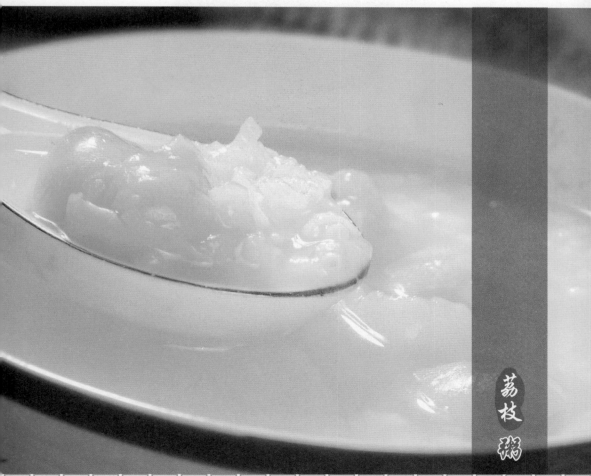

荔枝粥

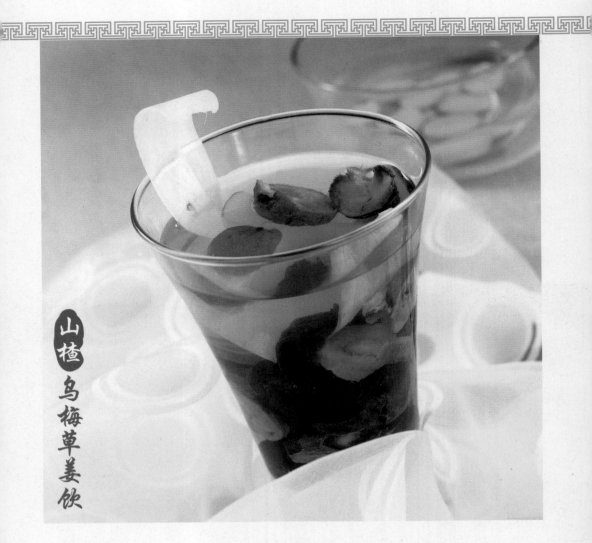

山楂乌梅草姜饮

做法

①将乌梅洗净，去核，切成块；生姜去皮，洗净，切成片；甘草洗净备用。

②锅中加入清水用大火烧沸，放入干山楂、乌梅、生姜、甘草煲20分钟，再加入冰糖煮至溶化即可。

 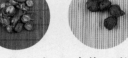

干山楂 20克　　　乌梅 10枚　　　甘草 5克

生姜 15克　　　冰糖适量